KB261559

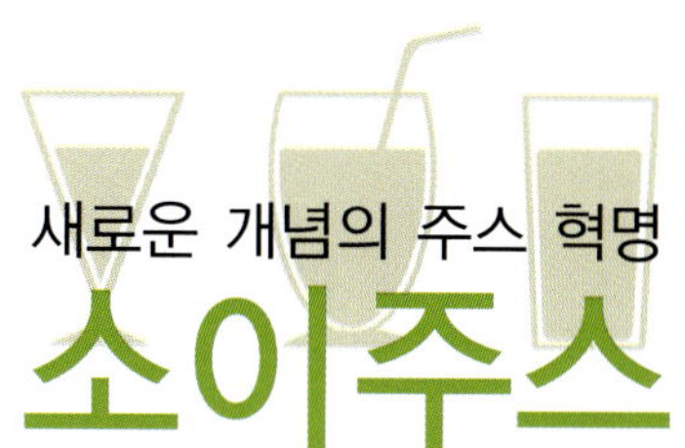

새로운 개념의 주스 혁명

소이주스

아카데미북

"음식은 보약 – 신선한 주스는 현대인의 건강식"

음식은 인간의 생존과 성장, 건강 유지와 질병 치료에 있어 필요불가결한 요소다. 특히 음식 문화가 다양해지면서 질병의 발생 양상이 크게 바뀌고 있는 오늘날에는 식습관의 중요성이 더더욱 강조되고 있다. 합리적인 식습관은 건강 유지는 물론, 암이나 당뇨, 심장병, 뇌졸중 등의 생활습관병 예방과 치료에 큰 영향을 미친다.

단순히 배고픈 욕구를 충족하고 생명을 유지하는 차원에서 벗어나 직접적인 질병 치료에까지 음식에 대한 인식이 바뀌고 있는 요즈음, 온갖 비타민과 미네랄, 항암 성분의 효소가 풍부한 채소와 과일을 가장 자연적인 상태 그대로 섭취할 수 있는 주스는 최고의 건강식으로 인식되고 있다. 주스는 좋은 성분을 충분히 섭취해도 배부르지 않고, 소화 흡수도 잘되며, 바쁠 때 시간을 절약할 수 있는 최상의 음식이다.

나는 40여 년 동안 암 환자를 치료해 오면서 수술 후 음식 섭취에 많은 관심을 갖고 다양한 저서와 감수서를 통해 음식물의 섭취 내용과 방법의 중요성을 강조해 왔다. '음식은 약이다(Food is medicine)' 라고 한 히포크라테스의 표현보다는 현실적으로 '음식은 보약(Food is a complementary medicine)' 이라고 주장하고 싶다.

이 책에서 특히 주목할 만한 것은, 녹황색 채소와 과일에 콩을 혼합한, 새롭고 다양한 주스 레시피(juice recipe)를 다양하게 선보이고 있다는 점이다. 항산화 효과와 항암 작용 등 그 자체만으로도 효용성이 뛰어난 채소 과일 주스에 식물성 단백질과 지질 등 고급 영양소가 풍부한 콩(두유)을 섞음으로써 주스 한 잔의 영양 가치는 몇 배나 더 상승한다 .

이 책은 현실적으로 누구나 쉽게 재료를 구하고, 주스 또한 쉽게 만들 수 있도록 세세한 사진과 간략한 내용으로 구성되어 있다. 이 책이 건강을 유지하기 위한 일반인은 물론 특수한 환경에 처해 있는 수험생과 직장인, 여러 가지 질환을 앓고 있는 환자 및 보호자들에게 큰 도움이 될 것이라고 믿는다. 좋은 책을 감수할 기회를 주신 도서출판 아카데미북에 진심으로 감사드린다.

백남선, 의학박사 · 원자력 병원 외과 과장

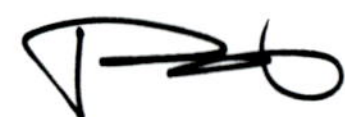

"현대인의 필수 영양 – 소이 주스"

과도한 육식과 패스트푸드 등 서구화된 식습관으로 인해 탄수화물과 지방의 섭취가 늘어가고 있다. 칼로리 섭취는 늘어나는 반면 운동량은 줄어드는 현대인들에게 비만과 심장병, 암 등의 생활습관병이 점점 증가되는 추세다. 이를 예방하기 위해서는 건강한 식습관이 절실히 요구된다.

건강한 식습관이란, 불필요한 탄수화물과 지방 섭취는 줄이는 대신 양질의 단백질과 비타민 · 미네랄을 충분히 섭취하는 것이다. 그 일환으로 녹황색 채소와 과일, 콩의 적극적인 섭취를 권장하고 있다. 신선한 채소와 과일에는 비타민과 미네랄, 살아 있는 효소가 풍부하여 생활습관병의 예방과 치료에 효과적이기 때문이다. 또한 콩에는 양질의 단백질과 지방, 그리고 새롭게 밝혀진 여러 가지 유효 성분이 매우 풍부하다.

건강한 식습관의 필요성에 의해 나온 건강 주스가 바로 소이 주스다. 소이 주스는 채소와 과일을 재료로 한 주스에 콩을 재료로 한 두유를 섞어 만든 것으로, 영양학적 측면에서 보면 비타민 · 미네랄 · 효소에 단백질 · 지방이 보완된 종합 영양 주스다. 비타민과 미네랄, 효소의 보고인 녹황색 채소와 과일은 자연 치유력을 잃고 생활습관병에 시달리는 현대인에게 더 없이 좋은 건강식품이며, 양질의 단백질과 불포화지방이 풍부한 콩 역시 우리의 건강을 유지하는 데 도움을 준다. 특히 콩의 주요 성분인 이소플라본은 식물성 에스트로겐으로서, 갱년기 여성 질환을 예방하는 효과가 탁월하다. 모든 영양을 골고루 갖춘 소이 주스를 현대인의 필수 영양 주스로 아침 식사 대용이나 체력 보강식으로 권하고 싶고, 특히 칼로리가 적으므로 다이어트식으로 적극 추천하고 싶다.

예로부터 '의식동원(醫食同源)'이라 하여, '질병 치료와 식사는 인간의 건강을 유지하기 위한 것으로, 그 근원이 동일하다.' 하였다. 건강한 식사는 질병 치료제만큼 효과적이라는 말이다. 결국 건강의 기본은 건강한 식습관에서 시작된다고 할 수 있다.

이 책은 소이 주스의 효능과 재료간의 어울림을 잘 설명하고 있다. 이 책을 통해 많은 분들이 몸에도 좋고 입맛에도 맞는 자기만의 소이 주스를 개발해 나갔으면 한다.

유태종 박사, 건양대학교 석좌교수 · 한국식품영양학회 명예회장

"현대인의 건강을 위한 선택 – 신선한 채소 과일 주스"

오래 사는 것, 아프지 않고 건강하게 오래 사는 것은 모든 사람들의 희망이다.

의학의 비약적인 발전과 건강을 위한 많은 노력에도 불구하고 온갖 생활습관병에 시달리는 현대인들이 점점 증가하고 있다. 이는 인스턴트 음식 및 패스트푸드와 같은 유익하지 않은 음식의 섭취로 인한 것이기도 하고, 과식 및 육식 위주의 식습관과도 관련이 있다. 인스턴트 음식이나 패스트푸드를 섭취할 때 제대로 분해되지 않은 성분이 인체에 남아 독소로 작용하게 되고, 과식 및 육식 위주의 식습관은 편중된 영양 과잉 및 효소 부족 상태를 유발하여 비만을 비롯한 온갖 생활습관병을 가져오고 있는 것이다.

최근 연구 결과에 의하면, 현대인에게 부족한 10대 영양소는 채소와 과일에 많이 들어 있는 비타민과 미네랄류로, 칼슘, 칼륨, 비타민A · B₂ · C · D, 아연, 엽산, 철 등이 심각하게 결핍되어 있음을 알 수 있다. 영양을 과잉 섭취하는 현대인에게는 섭취된 영양을 소비할 수 있도록 각종 대사를 관장하는 비타민과 미네랄이 건강 지킴이 역할을 한다.

식습관 개선이 현대인의 생활습관병 예방과 치료에 효과적이라는 것은 이미 과학적으로 입증된 사실이다. 특히 신선한 채소와 과일의 섭취는 비만과 암을 비롯한 각종 생활습관병에 시달리는 현대인의 건강 회복에 꼭 필요한 열쇠가 된다. 그러므로 건강을 유지하고자 하는 현대인들이 지켜야 할 것은 건강한 식습관으로서, 채소와 과일을 통해 결핍된 비타민과 미네랄을 골고루 채우는 것이다.

비타민, 미네랄 보충과 더불어 신선한 채소와 과일 섭취가 중요한 또 다른 이유는 바로 채소와 과일 속의 살아 있는 각종 효소 때문이다. 효소는 우리 몸을 구성하고 있는 모든 세포의 신진대사를 직접 관장하는 중요한 성분으로, 모든 생물이 생명을 유지하는 데 꼭 필요한 요소다. 이러한 효소는 신선한 채소와 과일에 가장 많으며, 열에 약하여 조리된 음식으로는 섭취가 불가능하다. 따라서 우리는 효소가 파괴되지 않는 신선한 채소 과일 주스를 통해 효소와 비타민, 미네랄을 충분히 섭취함으로써 건강을 지켜 나갈 수 있는 것이다.

김재관 한의학박사, 하나한방병원 원장

"우리의 건강을 지켜 주는 녹황색 채소와 과일, 그리고 콩"

산업 공해와 스트레스, 오염된 음식, 잘못된 습관으로 인해 현대인들의 몸과 마음은 날이 갈수록 병들어 가고 있다. 그중에서도 특히 먹거리의 문제는 우리 몸에 직접적인 영향을 미친다. 음식은 사람을 서서히 살릴 수도, 서서히 죽일 수도 있기 때문이다.

최근 들어 서구화되는 육류 중심의 고지방 고칼로리 식단은 비만 · 당뇨 · 심장병 · 암 등의 각종 생활습관병을 유발하고 있다. 식습관을 개선함으로써 이러한 생활습관병의 예방과 치료에 효과를 볼 수 있다는 것은 이미 과학적으로 입증된 사실이다.

신선한 채소와 과일, 콩의 섭취는 자연 치유력을 잃고 각종 질환에 시달리는 현대인의 건강을 회복하는 열쇠가 된다. 녹황색 채소와 과일로 만든 생주스는 면역력을 회복하고, 몸속의 노폐물을 몸 밖으로 배출하여 몸속을 깨끗하게 해 준다. 콩이 들어간 음료는 영양가도 풍부하고 신선하여 고기나 보약보다 좋다. 녹황색 채소와 신선한 과일, 그리고 콩 성분이 암과 질병을 예방하는 효과가 탁월하다는 사실은 잘 알려져 있다.

스트레스와 각종 질병에 무방비로 노출되어 있는 현대인들은 건강에 대한 염려를 덜기 위해 각종 건강 보험에 가입하고 있다. 하지만 보험이 질병 예방이나 건강 유지에 직접적으로 도움이 되는 것은 아니다. 지금부터 육류 중심의 식단에서 육류를 적당히 포함한 채식 위주의 식단으로 바꾸고, 신선한 채소와 과일로 만든 주스와 콩으로 만든 두유를 매일 섭취하는 것이 건강을 지키는 최선의 길이 될 것이다. 이 책에서는 콩을 넣어 만든 주스를 '소이 주스(Soy Juice)'로 지칭하고, 가능하면 다양한 재료에 콩을 혼합하여 영양가도 높고 맛도 좋은 주스 레시피를 개발하여 수록했다. 독자들은 자연스럽게 콩의 영양을 접하면서 건강 생활에 성큼 다가서게 될 것이다.

그러나 아무리 몸에 유익한 음식도 만들기가 복잡하고 어려우면 지속적으로 만들어 먹을 수 없고, 또 만드는 방법이 잘못되어 조리 과정에서 식품의 고유한 맛과 영양이 파괴된다면 귀중한 재료와 시간만 낭비하고 말 것이다. 이 책은 잘못 알고 있는 기존의 조리 방법을 바르고 쉽게 할 수 있도록 제시함으로써 현대인의 건강 길잡이가 되고자 한다.

차례

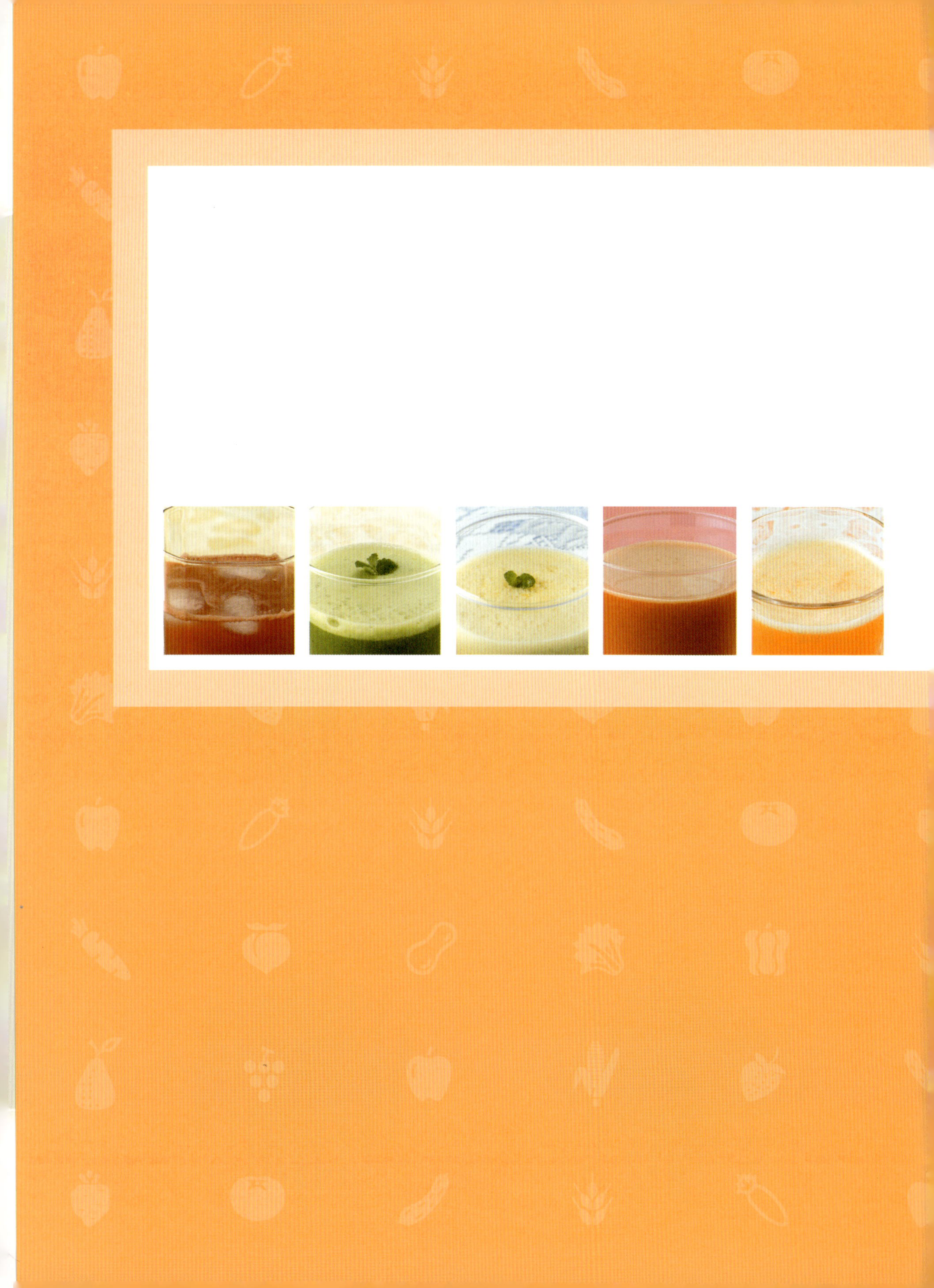

주스의 기본 상식

현대인을 위한 건강 키워드, 녹황색 채소와 과일 | 식물성 단백질의 보물 창고, 콩 | 알아두면 더욱 건강해지는 주스 상식 | 다양한 식품 가공기의 용도별 올바른 사용법 | 신선한 채소·과일 고르기 | 잠깐! 주스 만들기 전에 이것만은 꼭!

현대인을 위한 건강 키워드, 녹황색 채소와 과일

생활이 윤택해지면서 채식 위주의 저칼로리 식단에서 육식 위주의 고칼로리 식단으로 바뀌어 가고 있다. 그리고 이러한 식단 변화에 비례하여 비만이나 당뇨 · 암과 같은 각종 생활습관병 또한 급속하게 증가하고 있다.

육식 위주 식단의 병폐로 국민의 절반이 비만 환자인 미국은 지금 채식 위주의 식단을 선호하는 추세로 바뀌어 가고 있으며, 채소와 과일 소비량도 점점 늘어나 우리와는 반대로 암으로 인한 사망률이 매년 감소하고 있는 상황이다.

신선한 채소와 과일에 함유된 각종 비타민과 미네랄 그리고 수많은 종류의 효소들이 활성 산소를 억제하여 노화를 방지하고 암을 비롯한 각종 생활습관병 예방에 탁월한 효능이 있다는 것은 여러 의학 전문가들의 논문에 의해 입증된 사실이다. 특히 녹황색 채소와 과일에 암 세포와 종양의 성장을 억제하는 이소시안산염(isocyanate, 이소시아네이트)과 발암 물질의 활성을 억제하는 플라보노이드가 함유되어 있어 강력한 발암 억제 효과가 있다는 사실이 밝혀지면서 녹황색 채소와 과일이 건강의 대명사로 자리잡고 있다.

살아 있는 효소를 먹자

우리 몸을 구성하고 있는 60조 개 세포들의 물질대사는 효소의 작용으로 이루어지므로 채소와 과일에 들어 있는 효소는 생존에 있어 필수라고 할 수 있다. 수천 종류의 효소가 비타민과 함께 작용하여 영양소를 소화 흡수하고 저장하여 신체 조직을 재생 복원하고 에너지를 만들어 근육을 움직이고 뇌를 작동시키며 노폐물을 배출시키고 해독하는 등 모든 신체 대사를 이루어 준다.

인간을 비롯한 모든 생물은 효소의 작용이 없으면 한순간도 생명을 유지할 수 없다. 그런데 비타민과 효소는 열이 가해지거나 살균 과정에서 대부분 파괴되거나 없어진다는 단점이 있다. 그러므로 우리가 매일 먹고 있는 조리된 음식으로는 비타민이나 효소를 충분히 섭취한다고 볼 수 없다. 결국 신선한 채소와 과일을 풍부하게 먹음으로써 충족할 수 있는 것이다.

요즘 약국에 진열되어 있는 약의 대부분은 식물에 함유된 특수한 유효 성분을 현대 과학의 기술로 추출하고 가공, 정제하여 만든 것이다. 그러나 각종 질병의 예방과 치료에 효능이 있는 수많은 종류의 성분들이 자연 상태의 식물에서는 존재하지만 약을 만들기 위해 추출하고 가공하고, 정제하는 과정에서 대부분 파괴되거나 변질된다. 결국 최종적으로 약으로 개발에 성공하는 것은 그중 일부에 지나지 않는다. 결론적으로 조리된 음식이나 약으로 섭취할 수 없는 수많은 인체 유효 성분은 신선한 채소나 과일을 조리하지 않고 생으로 많이 먹어야만 섭취될 수 있다는 것이다.

천연 색소의 무한한 영양 가치

녹황색 채소와 과일은 그 천연의 색깔로도 우리에게 많은 즐거움을 안겨 준다. 우선 식탁을 아름답게 하여 눈을 즐겁게 하고, 식욕을 돋우어 준다. 영양적인 측면에서도 녹황색 채소와 과일이 가지고 있는 고유의 색깔은 질병을 예방하고, 치료에 도움을 주는 유익한 물질이다. 예를 들어, 토마토의 붉은색, 당근의 주황색, 포도의 짙은 보라색, 도라지의 흰색 등은 저마다의 이름을 가지고 있으며, 저마다 독특한 작용을 하여 인체의 면역력을 강화하는 데 도움을 준다. 특정 장기의 기능을 강하게 하고, 뛰어난 항암 효과를 내기도 한다.

천연의 색이 가진 효능과 가치는 아직 다 밝혀지지 않았지만 이미 많은 사람들이 색의 영양 가치를 인식하여, 음식과 관계된 것은 물론 생활 제품에도 천연의 색을 활용하려는 노력을 하고 있다.

이렇듯 녹황색 채소와 과일을 먹는 것은 우리의 건강을 지키는 가장 쉽고 간단한 방법이다.

식물성 단백질의 보물 창고, 콩

콩은 '밭에서 나는 쇠고기'라고 불릴 정도로 단백질과 지방이 풍부한 식품이다. 콩에 들어 있는 단백질은 육류와 비교해도 결코 뒤지지 않는다. 콩 지질의 2% 정도를 차지하는 레시틴(lecithin)은 기억력과 인지력을 유지시켜 주는 성분이다. 레시틴에 포함되어 있는 콜린(choline)이 뇌에서 아세틸콜린이라는 신경전달물질을 만들어 낸다. 콩의 레시틴은 자체에 유화 기능을 가지고 있어 혈중 콜레스테롤 수치를 낮추고, 중성 지질을 감소시킨다. 또한 세포 내의 수분을 조절하여 피부에 윤기를 주고 광택이 나게 하며, 세포를 활성화시켜 치매를 예방하고 피부 노화를 억제한다. 그렇기 때문에 레시틴이 풍부한 대두로 두부나 두유를 만들어 자주 섭취하면 소화도 잘되고, 두뇌 발달과 신경 세포의 성장에도 관여하여 성장기에 있는 어린이에게도 좋다.

콩의 주요 성분인 이소플라본은 식물성 에스트로겐으로, 여성 호르몬인 에스트로겐과 분자 구조나 효능 면에서 매우 유사하다. 여성의 경우 갱년기가 되면 난소의 기능이 떨어져 에스트로겐이 급격히 줄어드는데, 그렇게 되면 불면증이나 우울증, 골다공증 등이 생기고, 기초 대사가 저하되어 콜레스테롤 수치와 중성 지방이 급증하여 체지방이 증가해 살이 찌기 시작한다. 그러므로 갱년기 여성에게 콩의 이소플라본은 줄어든 에스트로겐을 대신할 수 있는 최고의 식품이라 할 수 있다. 또한 이소플라본은 유방암·대장암·전립선암·결장암·난소암·피부암 등 각종 암의 예방에도 큰 효과를 발휘한다.

콩에 함유되어 있는 콩 올리고당은 대장에서 젖산균인 비피더스균의 먹이가 되어 비피더스균을 활성화시켜 장 속의 찌꺼기를 제거하는 역할을 한다. 콩의 식이섬유는 배변 효과를 증진시켜 변비를 예방하고, 혈중의 혈당을 조절해 주므로 당뇨병에도 효과가 있다.

콩의 사포닌은 혈액을 맑게 하고 잘 흐르게 하여 동맥경화를 예방하고 강력한 항암 작용과 함께 면역 증강 효과가 있다.

신선한 채소와 과일 생주스에 콩의 단백질을 섞은 새로운 맛의 **소이주스**

신선한 녹황색 채소와 과일로 만든 생주스는 각종 생활습관병 예방과 치료에 효과가 크다. 제철 채소와 과일에 풍부한 비타민과 미네랄, 살아 있는 수많은 종류의 효소는 인체의 면역력을 높여 주고, 암을 비롯한 각종 질병을 예방하는 효과가 뛰어나지만 지방과 단백질이 부족하다. 이럴 때 영양의 균형을 이루어 주는 것이 바로 콩이다.

콩은 양질의 단백질과 지방 그리고 새롭게 밝혀진 여러 가지 유효 성분을 많이 함유하고 있다. 콩의 식물성 스테롤은 체지방이 축적되는 것을 억제하여 비만을 예방해 주므로 매우 좋은 다이어트 식품이 된다. 하지만 이렇게 효능이 뛰어난 콩도 비타민과 미네랄이 부족하다는 것이 단점이다. 따라서 녹황색 채소와 과일을 콩에 곁들여 섭취하면 콩의 단점을 보완할 수 있다. 채소 즙의 강한 풋내를 콩의 고소한 맛이 희석시켜 주고, 과일 주스의 향긋한 향에 콩의 고소함이 더해져 아주 새로운 맛을 느낄 수 있다.

최근 들어 채소와 과일을 재료로 한 주스에 콩으로 만든 두유를 혼합한 소이 주스가 뜨거운 관심을 얻고 있는 것도 바로 그런 이유에서다. 소이 주스는 영양적인 측면에서 채소와 과일의 주성분인 비타민과 미네랄, 자연 효소에 콩의 주성분인 단백질과 지방까지 보완한 말 그대로 '종합 영양 주스' 이다.

주스 요법으로만 다이어트를 시도하다 체력 저하나 영양 결핍 등의 부작용을 겪거나 허기에 지쳐 중도에 포기하는 사례가 많다. 이럴 때 소이 주스는 영양의 균형을 이루고 포만감을 주므로 자연스럽게 체중 감량에 성공할 수 있게 도와준다.

너나 할 것 없이 바쁘기만 한 요즘, 출근 시간과 등교 시간에 쫓겨 아침 식사를 거르는 남편과 자녀들에게는 아침 식사 대용으로, 몸매에 신경 쓰는 주부들에게는 건강 다이어트식으로, 면역력을 잃어가는 사람들에게는 활력을 되찾아 주는 건강식으로, 누구에게나 좋은 건강 음료가 될 것이다.

알아두면 더욱 건강해지는 주스 상식

요즈음 우리 사회에 급격히 늘어 가는 각종 암과 뇌졸중, 심장병, 당뇨병, 비만 등 이른바 생활습관병의 원인이 식생활 변화에 있다는 사실이 각종 매스컴을 통해 알려지고, 이러한 질병의 예방과 치료를 위해서는 육식을 줄이고 신선한 채소와 과일 섭취를 늘리는 것이 가장 좋은 방법이라고 알려지면서 채소와 과일 섭취에 대한 사람들의 관심이 많아졌다.

채소나 과일을 통째 먹거나 믹서에 갈아 마시면 소화 흡수를 방해하는 섬유질 찌꺼기 때문에 체내에서 흡수되는 비율은 17% 정도 수준밖에 안 된다. 게다가 소화 흡수에 소요되는 시간도 3~5시간 이상이다. 하지만 채소나 과일의 섬유질 찌꺼기를 제거하고 녹즙기나 주서를 이용해 만들어 마시면 체내 흡수율이 65% 이상으로 높아질 뿐만 아니라 소화 흡수에 걸리는 시간도 10~15분 정도로 크게 단축된다.

우리 몸에 필요한 섬유질은 찌꺼기로 제거되지 않는 수용성 섬유질로, 주스에 충분히 함유되어 있기 때문에 버려지는 찌꺼기에 들어 있는 섬유소가 아깝다는 생각은 하지 않아도 된다(콜레스테롤 수치를 떨어뜨리고 고지혈증 예방에 효과적인 펙틴 성분이 대표적인 수용성 식이섬유이다). 또한 배출되는 찌꺼기에 잔류 농약이나 중금속이 함께 흡착되어 제거되는 효과도 있다.

대부분의 사람들이 녹즙이나 주스가 몸에 이롭다는 것은 알고 있지만 어떤 방법으로 만들어 어떻게 섭취해야 하는지에 관해서는 대수롭지 않게 생각하는 경향이 있다.

생과일 주스 가게에서 주스를 주문하면 믹서에 냉장 보관된 딸기나 키위 등의 과일을 조금 넣고 얼음이나 우유를 듬뿍 붓고는 설탕 같은 첨가제를 넣어 고속으로 갈아 내 놓는 것이 대부분이다. 하지만 이런 주스 속에 우리가 기대하는 비타민이나 효소가 과연 얼마나 들어 있을까?

생주스를 마시는 목적은 비타민과 미네랄 그리고 조리된 일반 식단으로 섭취하기 어려운

토마토주스 10분경과		사과주스 10분경과	
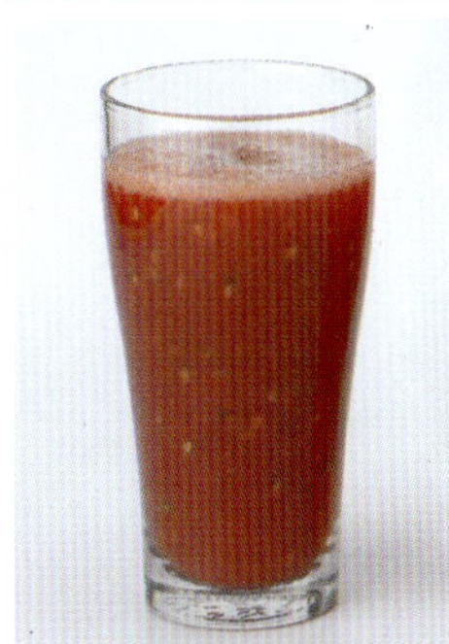	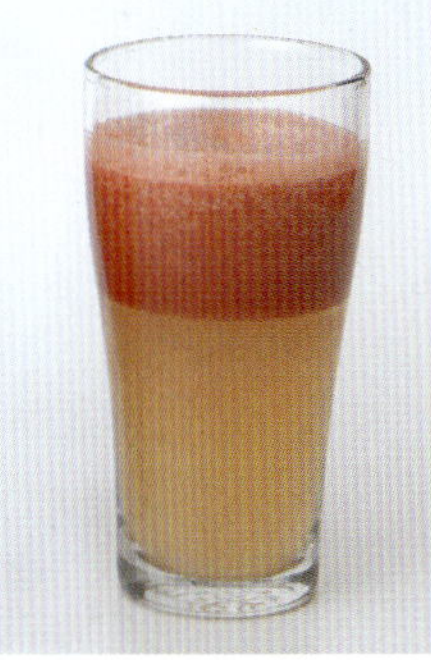	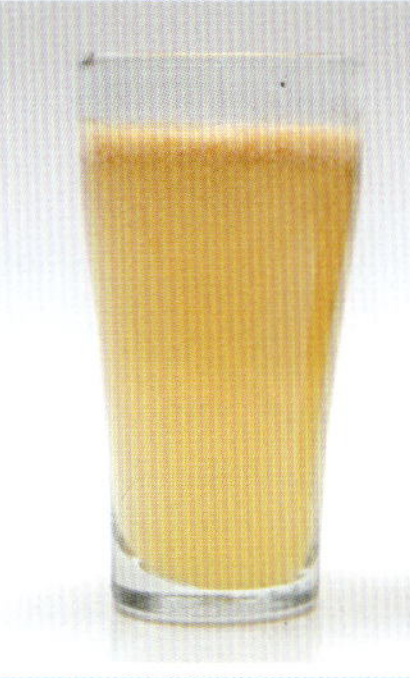	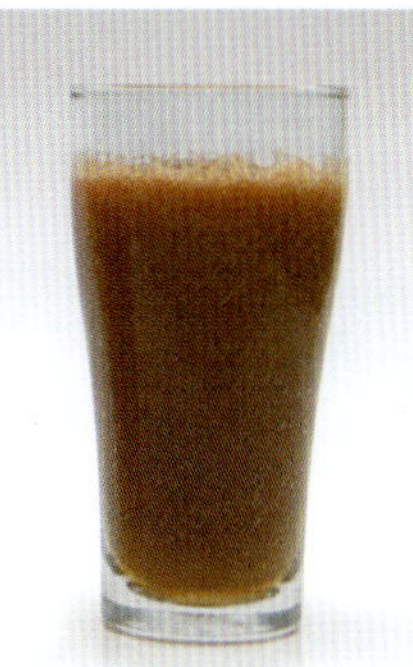
강판으로 만든 주스	고속주서기로 만든 주스	강판으로 만든 주스	믹서기로 만든 주스
강판으로 만든 주스는 맛과 영양이 자연그대로 보존된다.	고속 회전 칼날에 의해 세포가 파괴되고 변질되어 층이 생긴다.	강판으로 만든 주스는 공기가 믹서되지 않아 산화되지 않고 맛과 영양이 보존된다.	고속 회전 칼날에 의해 공기가 대량 믹서되어 순식간에 산화되고 갈색으로 변한다.

효소를 섭취하기 위해서이다. 식물 속에 다양하게 들어 있는 천연 효소는 비타민보다 더 열에 예민하여 48℃에서 파괴되기 시작하여 70℃가 되면 거의 100% 파괴되어 버린다. 그러므로 믹서에서는 고속 회전 칼날의 마찰열에 의해 비타민과 효소가 일부 파괴되므로 가능하면 피하는 것이 좋다.

채소나 과일은 수확한 뒤 아무리 보관을 잘해도 시일이 지남에 따라 비타민C가 조금씩 줄어든다. 껍질을 벗기거나 썰어 놓으면 그만큼 공기와 접촉하는 시간이 많아지므로 파괴 속도도 더욱 빨라진다. 막 썰어 놓은 오이를 그대로 내버려둘 경우 3시간 뒤에는 비타민C가 41~49%까지 파괴된다고 한다.

열을 가하여 조리하면 수용성 비타민인 비타민B·C는 97% 이상, 지용성 비타민인 비타민(A·D·E·K)도 40% 정도 파괴된다. 신선한 채소나 과일의 각종 효소도 가열하거나 살균하는 과정에서 대부분 파괴되므로 주스를 만들 때는 가능하면 공기와 접촉하는 시간을 줄이고 믹서 사용을 자제하여 마찰열이 가해지지 않는 방법을 이용해야 각종 비타민과 살아 있는 효소를 손실 없이 섭취할 수 있다. 그리고 생주스는 만든 즉시 마시는 것이 가장 효과가 좋고, 공복에 마시는 것이 소화 흡수가 빠르다.

다양한 식품 가공기의 용도별 올바른 사용법

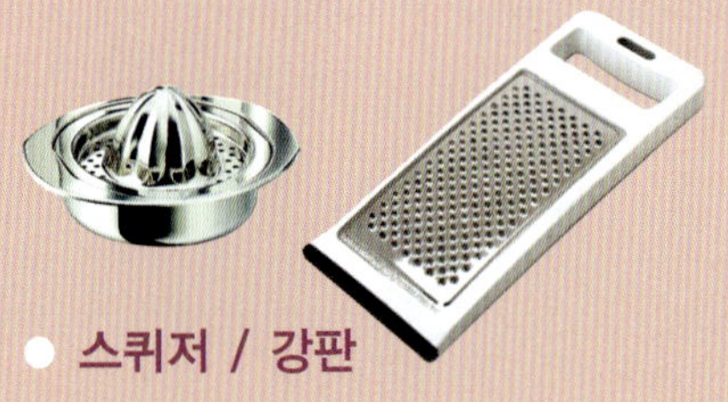

스퀴저 / 강판

- **용도** : 스퀴저는 오렌지나 레몬 등의 감귤류 주스를 짜는 데 사용되고, 강판은 사과나 오이 등을 갈아서 주스를 만드는 데 사용된다.
- **장점** : 가격이 저렴하다. 청소가 간편하다. 영양소 파괴가 적어 자연의 맛과 영양이 그대로 보존된다.
- **단점** : 수동으로 갈아야 하므로 만드는 속도가 느리고 번거롭다.

믹서

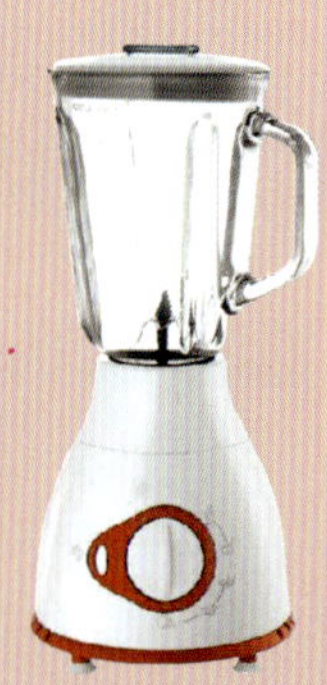

- **용도** : 식품 분쇄, 주서, 혼합 반죽, 믹서할 때
- **장점** : 단시간에 빨리 만들 수 있다. 청소가 비교적 쉽다. 건조 식품 분쇄 기능이 탁월하다. 가격이 저렴하다.
- **단점** : 소음이 심하다. 찌꺼기가 제거되지 않는다. 고속 회전 칼날에 의해 식품의 맛과 영양소가 파괴될 우려가 있다.

주서기

- **용도** : 채소나 과일 주스 제조용
- **장점** : 찌꺼기가 분리되고 제거된다. 빠른 시간에 만들 수 있다.
- **단점** : 소음과 진동이 심하다. 고속 회전 칼날에 의해 식품의 맛과 영양소가 파괴될 우려가 있다.

핸드 블랜더

- **용도** : 식품 분쇄, 주서, 믹서, 혼합 용도로 사용
- **장점** : 단시간에 빨리 만들 수 있다. 청소가 간편하다. 용기가 필요 없다. 기계의 부피가 작다.
- **단점** : 고속 회전 칼날에 의해 식품의 맛과 영양소가 파괴될 우려가 있다.

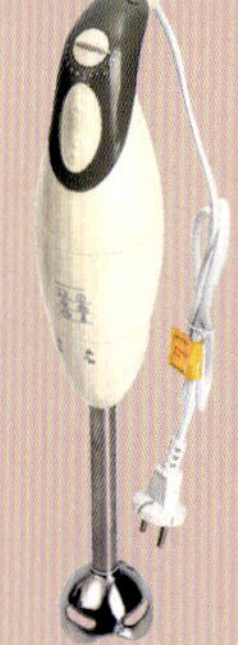

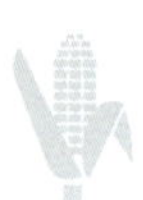

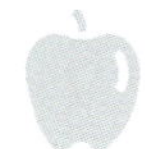

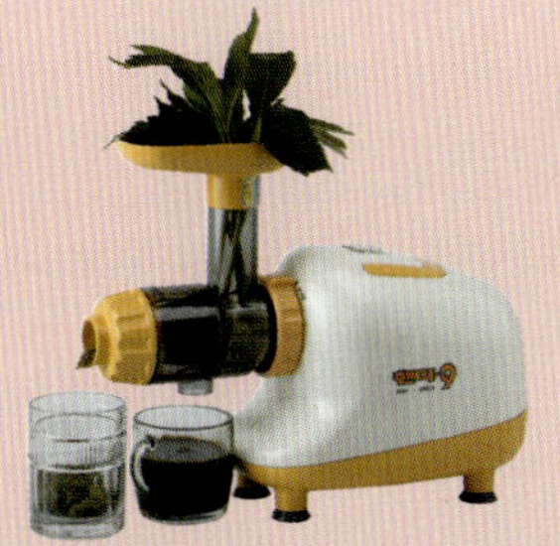

녹즙기

- **용도 :** 채소, 과일의 녹즙이나 주스
- **장점 :** 소음이 작다. 찌꺼기가 분리, 제거된다. 저속 회전으로 맛과 영양소 파괴가 거의 없다.
- **단점 :** 가격이 비싸다. 무른 과일은 주스를 만들기가 어렵다.

두유 제조기

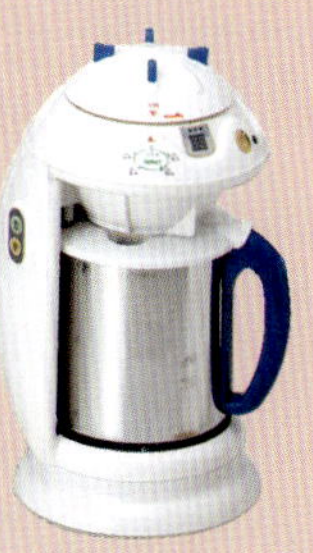

- **용도 :** 두유, 두부 제조기
- **장점 :** 콩을 삶지 않아도 자동으로 두유가 만들어진다.
- **단점 :** 1회에 만들 수 있는 양이 제한되어 있다. 두유의 농도가 묽다.

복합원액기

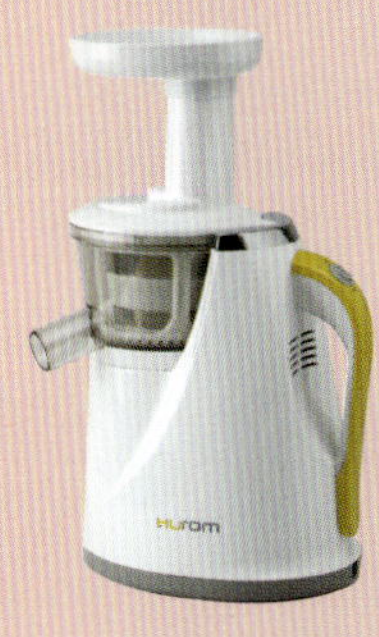

- **용도 :** 녹즙, 주서, 두유, 복합원액 제조
- **장점 :** 소음이 작고 찌꺼기가 분리되고 제거된다. 혼합 주스를 만들 수 있다. 저속 회전으로 맛과 영양소의 파괴가 거의 없다. 착즙율이 높다.
- **단점 :** 가격이 비싸다.

식품 제조기

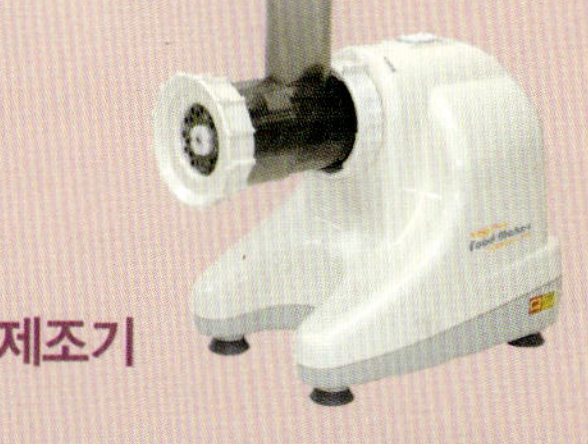

- **용도 :** 식품 분쇄, 고기 갈개, 면 제조, 떡방아, 아이스크림(빙수기), 어묵·소세지 제조
- **장점 :** 소음이 작다. 용도가 다양하다. 만들 수 있는 양의 제한이 없다. 저속 회전으로 맛과 영양소의 파괴가 적다.
- **단점 :** 가격이 비싸다. 미세 분말이 되지 않는다.

신선한 채소 · 과일 고르기

녹즙 주스에서 신선한 재료를 선택하는 이유는 수확한 지 오래된 것은 아무리 보관이 잘되었어도 맛과 영양이 떨어지기 때문이다. 제철 과일을 권장하는 것도 이런 이유에서다. 수확한 지 오래된 수입품보다 갓 수확한 국내산이 좋고, 유기농으로 재배된 것이 가장 좋다.

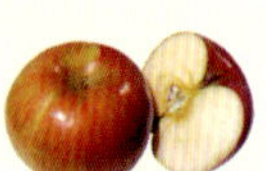

사과 주스용으로는 크기가 작고 단단한 것이 좋고, 갓 수확한 것일수록 좋다. 수확한 지 오래되었거나 과육이 무른 것은 착즙율과 맛이 떨어진다.

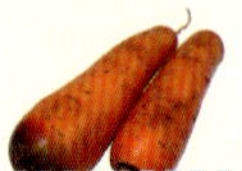

당근 깨끗이 씻어서 포장된 것보다 갓 수확하여 흙이 그대로 묻어 있는 것이 좋다. 종류에 따라서 착즙률이 최고 20% 정도 차이가 날 수 있다.

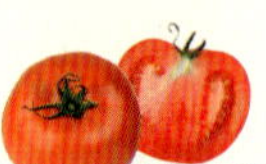

토마토 과육이 단단하고 표면에 윤기가 나며 적당히 익은 것이 좋다. 무르거나 너무 많이 익은 것은 맛이 떨어진다.

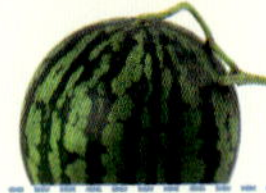

수박 꼭지가 시든 것은 수확한 지 오래된 것이므로 피하는 것이 좋다. 두드렸을 때 맑은 저음이 나는 것이 잘 익은 것이다.

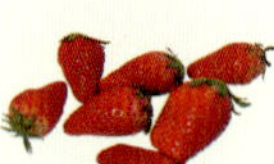

딸기 색상이 선명하고 윤기가 나며 꼭지가 싱싱한 것이 좋다.

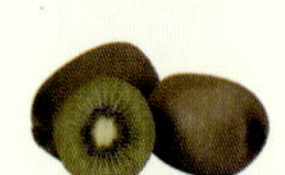

키위 단단한 것도 좋지만 표면을 눌렀을 때 약간 들어가는 느낌이 드는 것이 잘 익은 것이다.

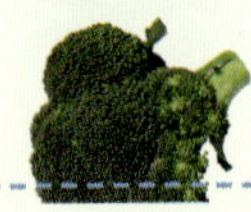

브로콜리 잎이 초록색으로 선명한 것이 좋고, 누렇게 변색되거나 시든 것은 오래된 것으로 영양이 많이 빠져나간 것이다.

● **친환경 농산물 마크**

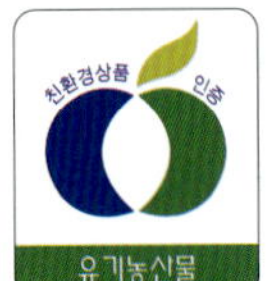

농약과 화학 비료를 사용하지 않고 재배한 농산물

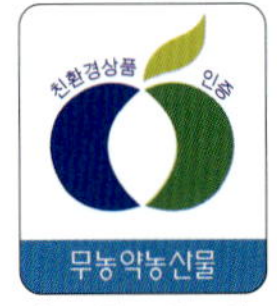

농약을 사용하지 않고, 화학 비료는 권장량의 1/3 이하로 사용해 재배한 농산물

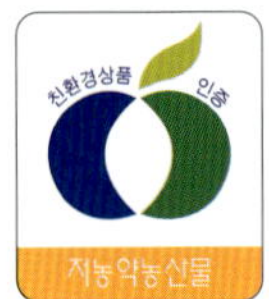

농약과 화학 비료를 기준량의 1/2 이하로 사용해 재배한 농산물(제초제 미사용)

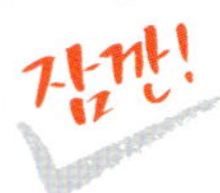

주스 만들기 전에 이것만은 꼭!

[재료에 관해]

1. 녹즙이나 주스의 재료는 주변에서 쉽게 구할 수 있는 제철 과일과 채소를 이용한다. 재료 선택은 각자
   의 취향에 맞추어 골고루 선택하고, 혼합 주스의 경우 재료의 배합 비율은 그리 중요한 것이 아니므로
   본인의 입맛에 맞게 적당히 섞으면 된다. 중요한 것은 하루에 한두 잔씩 꾸준히, 그리고 바로 마신다.
2. 재료를 냉동 보관하여 잠시라도 얼렸던 것은 조직이 파괴되어 녹즙이나 주스로 만들기가 어려우므로
   쓰지 않는다.

✻ 이 책에서 레시피로 준비된 재료의 양은 성인 1인분(1컵) 기준임.

[만드는 법에 대해]

재료를 흐르는 물에 깨끗이 씻어서 녹즙기나 복합원액기 투입구에 들어갈 수 있는 크기로 썰어서 넣기
만 하면 된다. 주스와 찌꺼기가 자동으로 분리되어 배출되므로 껍질을 벗기거나 씨를 골라내지 않아도
된다. 재료가 여러 종류(복합 주스)일 때는 각 재료를 조금씩 번갈아 가며 넣는 것이 좋다.

✻ 과일의 당도가 떨어질 때는 주스에 꿀이나 시럽, 올리고당을 조금 가미하면 맛이 살아나고, 녹즙이나 주
   스의 농도나 점도가 높을 때는 생수를 적당량 넣어 희석하면 훨씬 부드럽고 좋다 (예 : 솔잎, 칡, 비트,
   쑥, 키위 등)

[사용 도구에 대해]

이 책에서는 독자들이 건강을 목적으로 신선한 주스를 마시게 되므로 만드는 과정에서 채소와 과일의
영양소 파괴가 최소화되어야 하는 것은 기본이고, 재료비 절약을 위해서 착즙율은 높아야 하고, 매일 사
용해야 하므로 사용은 간편해야 하다는 점을 고려하여 저속 회전 방식의 복합원액기를 주로 사용하고,
녹즙기 · 믹서 · 핸드 브랜더를 일부 사용하여 레시피를 만들었다.

✻ 착즙율이란? 재료 100g을 사용하여 짜 낼 수 있는 즙의 양을 말한다. 예를 들어 당근 100g으로 즙을 짜서
   47g의 즙이 나왔다면 착즙율은 47이 되는 것이다.

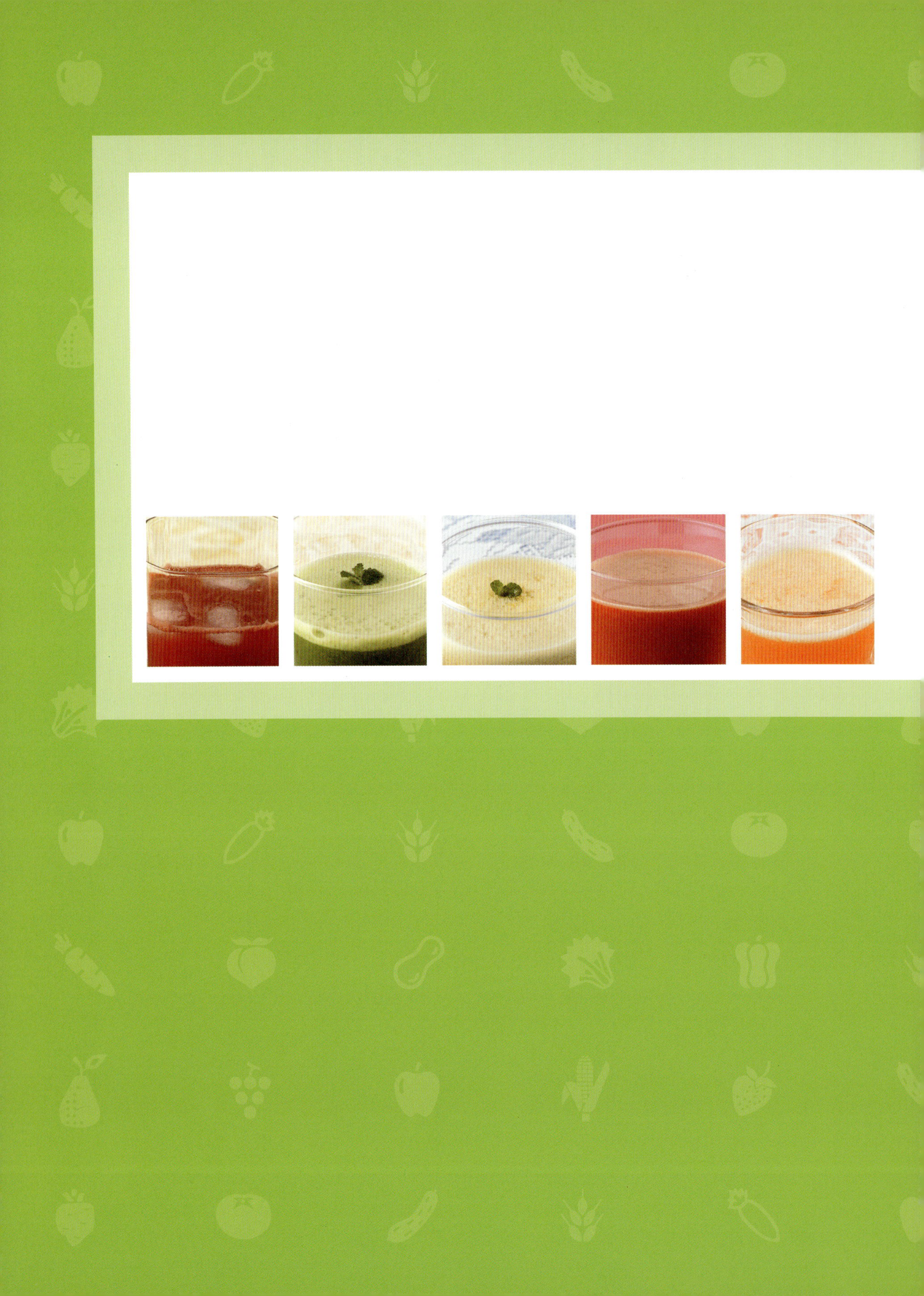

과일과 채소의 비타민과 미네랄이 살아 있는
신선한 웰빙 음료

chapter **1**

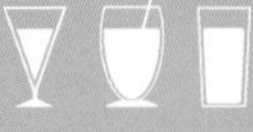

과일 편 | 채소 편 | 곡물 · 견과류 · 기호 식품 편

감(단감) 주스

남녀노소 누구에게나 인기 있는 우리 고유의 과일

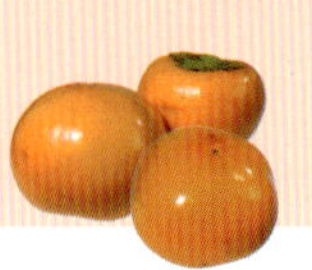

감은 비타민A(카로틴)와 C가 풍부하다. 특히 비타민C 함유량은 귤의 2배, 사과의 6배에 달한다. 이 비타민C와 카로틴이 피로 회복과 피부 건강을 유지하는 데 도움을 주며, 노화를 어느 정도 막아 주고 스트레스와 감기를 예방하는 효과가 있다. 감에 함유된 칼륨은 몸속의 나트륨을 배출시켜 혈압을 낮춰 주므로 고혈압과 동맥경화 예방에 크게 도움이 된다. 감의 떫은맛을 내는 타닌은 숙취 해소에 효과가 있다. 감을 말린 곶감은 칼륨이 100g당 736mg이나 되어 짜게 먹는 우리나라 사람들의 식단에 매우 유용하다.

※ 감을 말리는 과정에서 점막을 보호하는 카로틴 성분인 비타민A가 증가하므로, 환절기 감기로 목이 아플 때 먹으면 곶감 가루가 목의 점막과 폐에 효과가 있다.

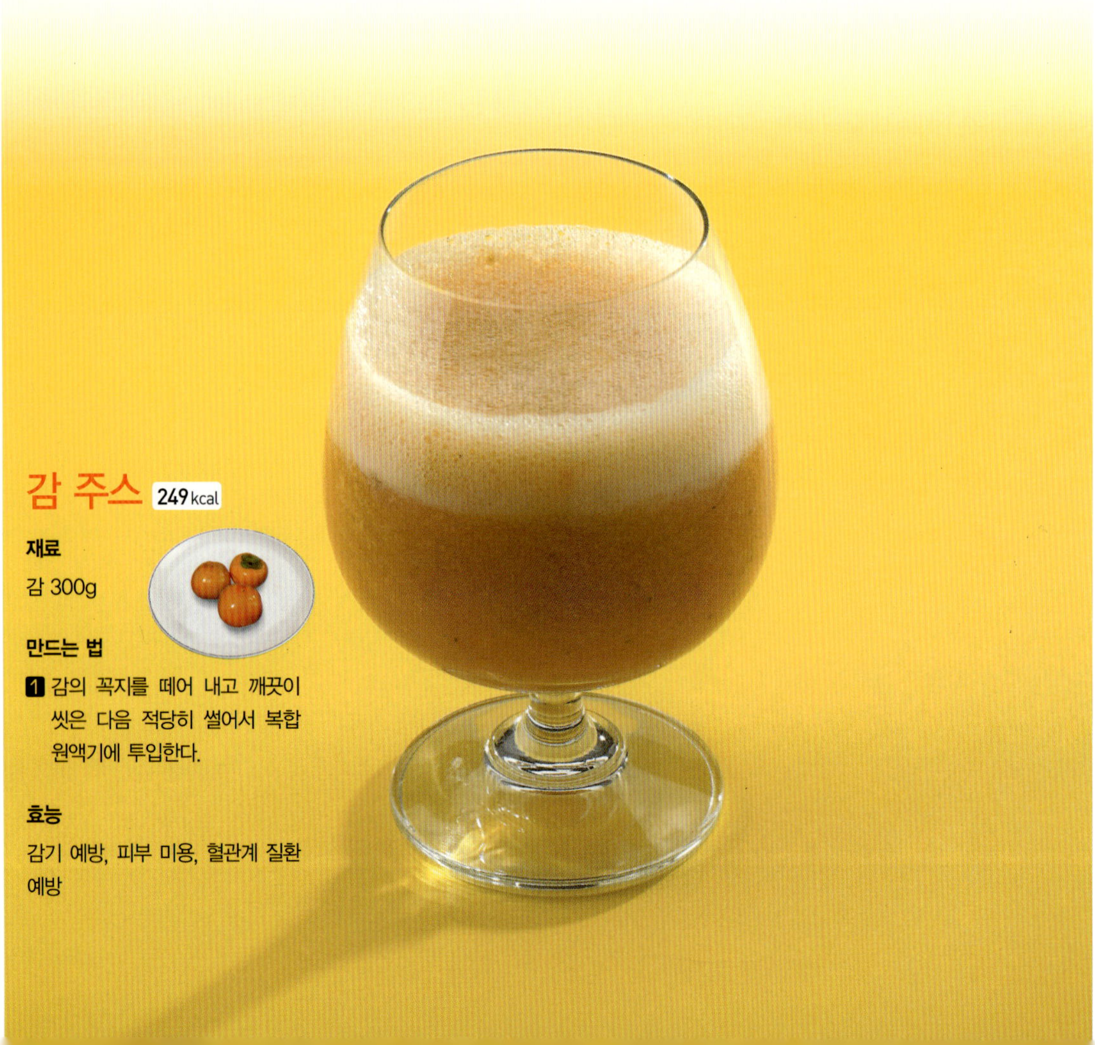

감 주스 249 kcal

재료

감 300g

만드는 법

1 감의 꼭지를 떼어 내고 깨끗이 씻은 다음 적당히 썰어서 복합 원액기에 투입한다.

효능

감기 예방, 피부 미용, 혈관계 질환 예방

귤 주스 | 두유

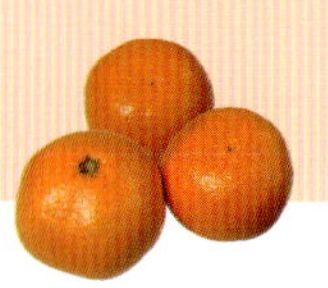

귤에는 비타민C와 비타민P, 펙틴이 풍부하여 혈관을 튼튼하게 하므로 동맥경화와 뇌출혈 예방에 도움을 준다. 비타민P는 귤껍질 안쪽(흰 줄)에 많이 들어 있는데, 이것이 비타민C의 흡수율을 높여 감기 예방과 스트레스 해소에 효과를 발휘한다. 또한 귤의 구연산은 신진대사를 촉진하여 피를 맑게 하고 피로를 푸는 데 좋으며, 피부를 탄력 있게 유지하는 데 도움을 준다. 한방 의서인 《본초비요》에는 '몸을 도와 생리 기능의 부족을 보하고, 땀을 내고 감기를 풀어 주며, 기침과 가래를 삭이고 소화를 돕는다.'고 기록되어 있다. 귤껍질을 말린 진피를 달여 마시면 몸을 따뜻하게 해서 위와 장의 기능을 회복하는 데 도움이 된다.

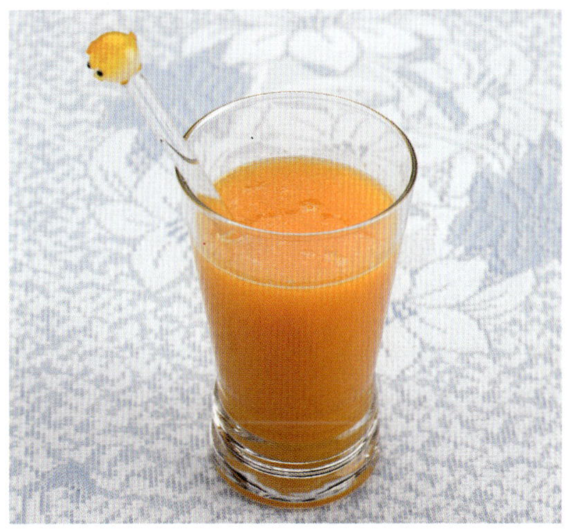

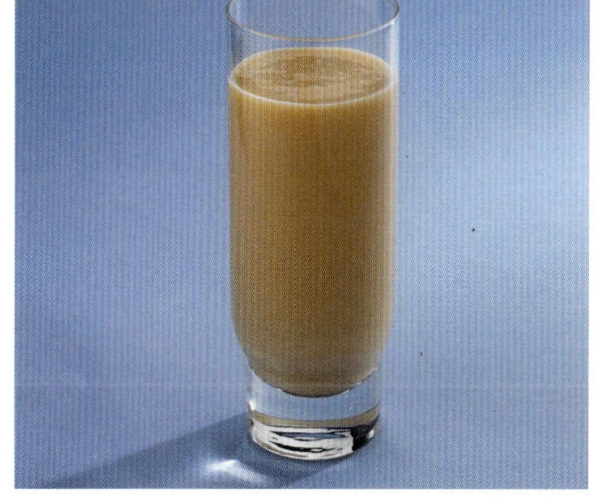

귤 주스 126 kcal

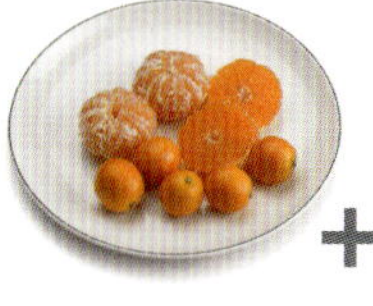

재료

귤 300g

만드는 법

1 귤의 껍질을 벗긴 뒤 복합원액기에 넣는다. 껍질을 벗기지 않고 주스를 만들면 주스가 걸쭉하고 맛이 텁텁하다.
※ 금귤은 껍질을 벗길 필요가 없다.

효능

감기 예방, 혈관 노화 방지, 피부 미용

귤 두유 326 kcal

재료

귤 150g, 콩(삶은 것) 150g, 생수 100ml

만드는 법

1 삶은 콩에 생수를 부어 콩과 물을 함께 스푼으로 복합원액기에 떠 넣는다.
2 7~8등분한 귤을 사이사이에 넣는다.

효능

감기 예방, 피부 미용, 피로 회복

딸기 주스 | 두유 | 우유

과일 중에서 비타민C 함유량이 으뜸

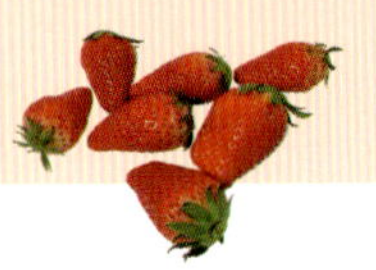

딸기는 과일 중 비타민C의 함량이 100g당 80mg으로 가장 높아 귤의 1.5배, 사과보다는 10배가 많다. 딸기 6, 7알이면 하루 필요한 비타민C를 모두 섭취할 수 있다. 딸기를 많이 먹으면 우리 몸의 신진대사가 좋아져 기미·주근깨·피부 건조 등의 피부 트러블이 진정된다. 펙틴과 사과산은 대장의 연동 운동을 활발하게 해 주어 변비 개선에도 도움이 된다.

특히 딸기는 우유와 궁합이 잘 맞는다. 딸기에 풍부한 구연산이 우유 칼슘의 체내 흡수를 돕고 비타민C가 철분의 흡수를 도와 영양 흡수 면에서 최고의 효과를 내므로 특히 노약자나 어린이 간식으로 매우 좋다.

딸기를 씻을 때는 농약이 딸기에 흡수되는 것을 막기 위해 소쿠리에 담아 흐르는 수돗물에 세 번 정도 씻은 뒤 꼭지를 따고 한번 더 헹구어 준다.

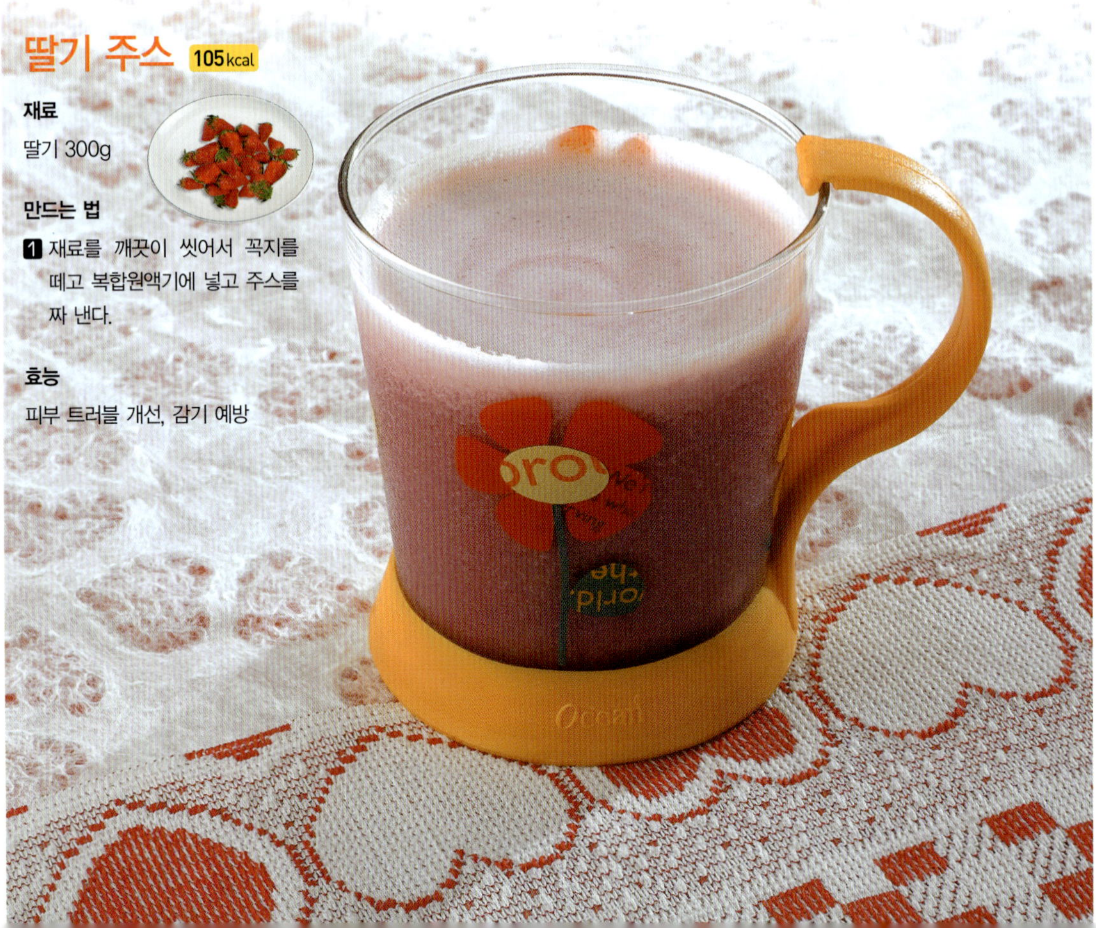

딸기 주스 `105 kcal`

재료
딸기 300g

만드는 법
1 재료를 깨끗이 씻어서 꼭지를 떼고 복합원액기에 넣고 주스를 짜 낸다.

효능
피부 트러블 개선, 감기 예방

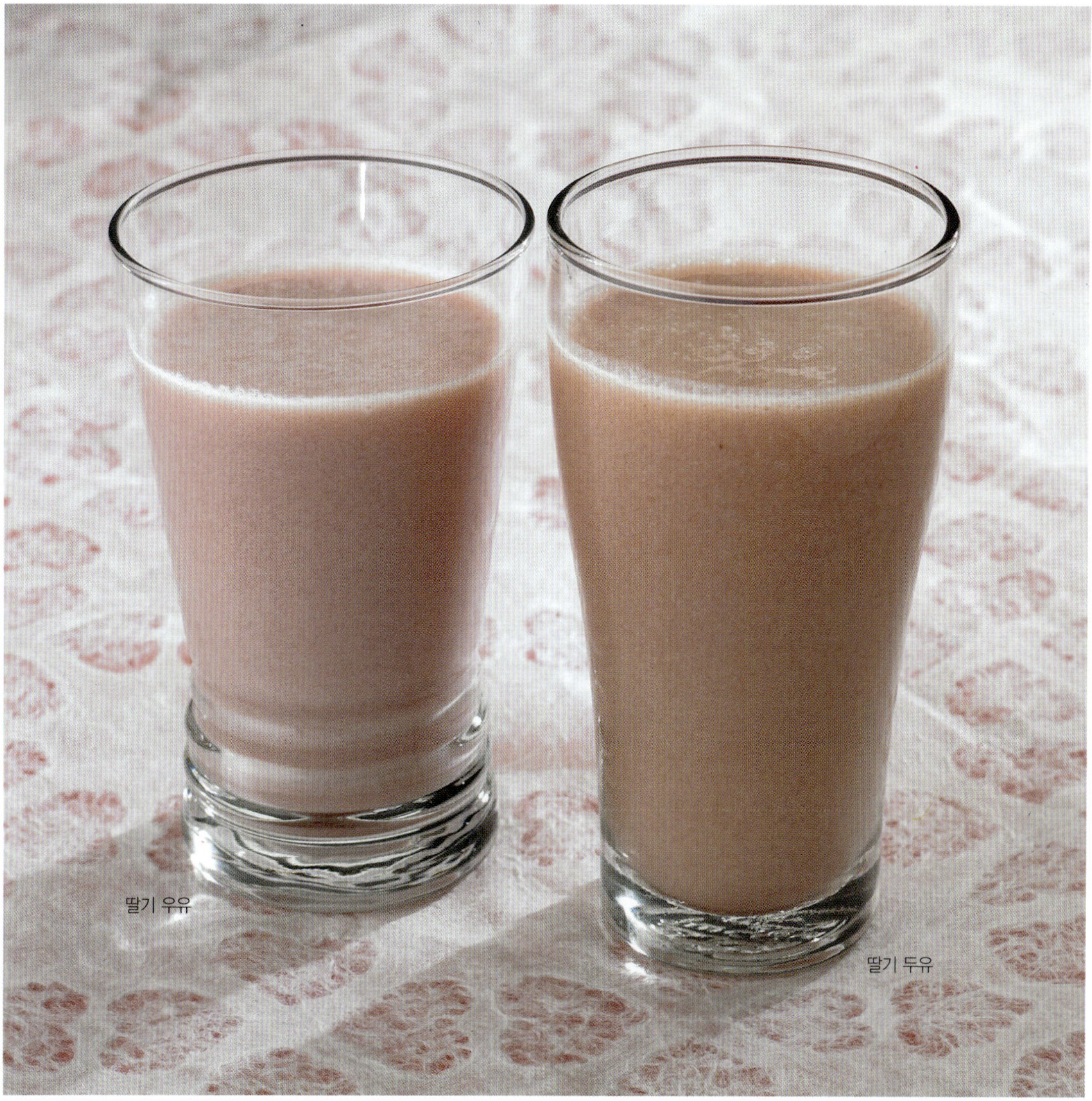

딸기 두유 298kcal

재료

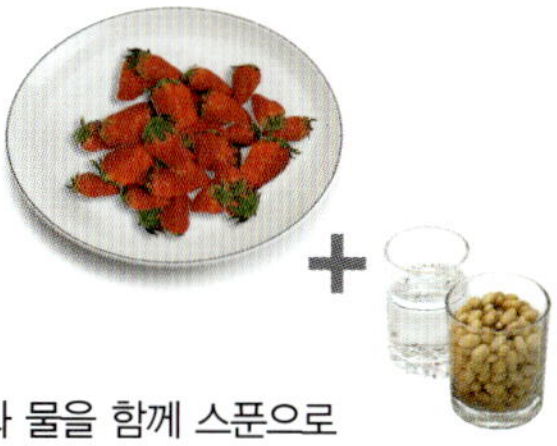

딸기 100g, 콩(삶은 것) 150g,
생수 100ml

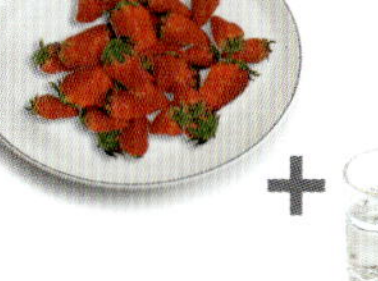

만드는 법

1 삶은 콩에 생수를 부어 콩과 물을 함께 스푼으로
  복합원액기에 떠 넣는다.
2 2등분한 딸기를 사이사이에 넣는다.

효능

감기 예방, 피부 미용, 치주염 개선

딸기 우유 160kcal

재료

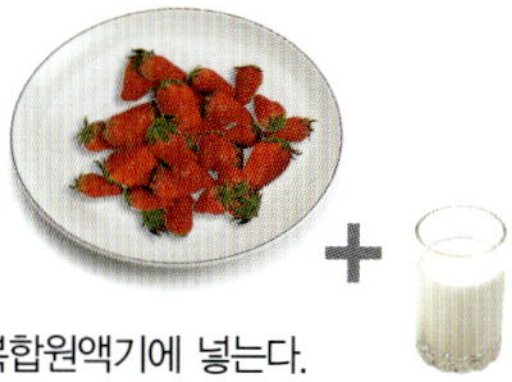

딸기 200g, 우유 150ml

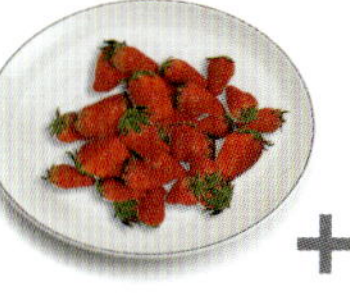

만드는 법

1 딸기와 우유를 번갈아 가며 복합원액기에 넣는다.

효능

피로 회복, 골다공증 예방 개선

레몬 주스 | 두유

영양 음료의 재료는 물론 생활 전반에 이용되는 실속 과일

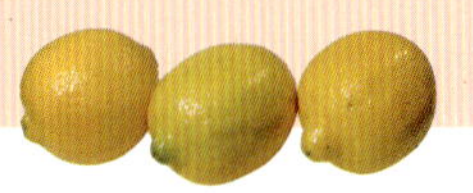

레몬의 신맛이 강한 것은 비타민C와 구연산이 일반 감귤류 중 가장 많이 들어 있기 때문이다. 비타민C는 항산화 작용으로 노화 예방과 피로 회복에 효과가 있고, 구연산은 칼슘 섭취를 도와 골다공증 예방과 치료에 도움을 준다. 레몬에는 살균 작용을 하는 성분이 있어서 생선 요리의 향신료로 사용되며, 화장수나 방향제의 재료로도 두루 이용된다.

레몬 주스는 신맛이 강하므로 위궤양이나 위산 과다인 사람은 빈속에는 마시지 않는 것이 좋다. 레몬즙은 담석을 녹이는 효과가 있다.

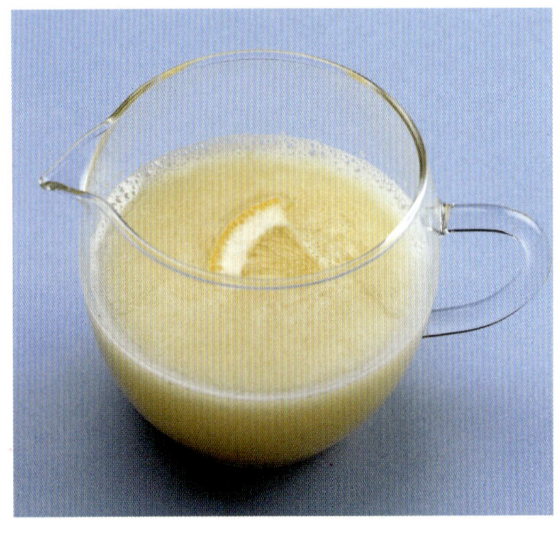

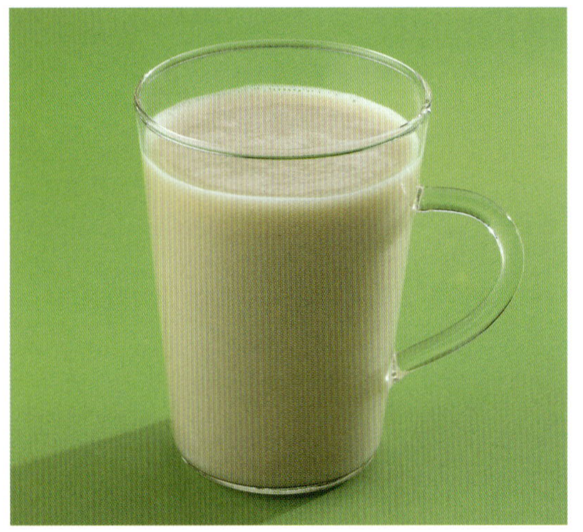

레몬 주스 `78 kcal`

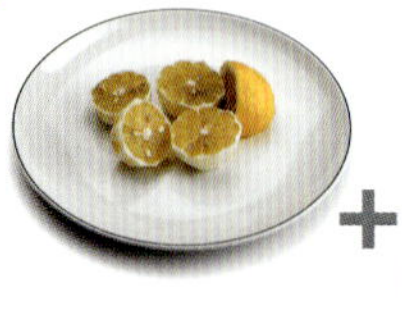

재료

레몬 250g

만드는 법

1. 껍질을 벗기고 주스를 만드는 것이 좋다.
2. 신맛이 강해 다른 과일과 함께 만들어 마시거나 생수를 부어 희석시켜 마시는 것이 좋다.

효능

피로 회복, 노화 방지, 골다공증 예방

레몬 두유 `270 kcal`

재료

레몬 25g, 콩(삶은 것) 150g, 생수 150ml

만드는 법

1. 삶은 콩에 생수를 부어 콩과 물을 함께 스푼으로 복합원액기에 떠 넣는다.
2. 4~5등분한 레몬을 사이사이에 넣는다.

효능

피로 회복, 감기 예방, 피부 미용

망고 주스

부드러운 과육에 항암 효과가 듬뿍

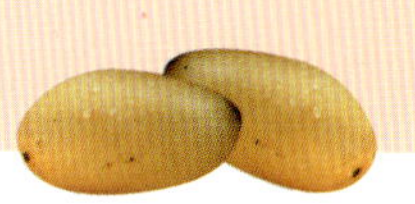

열대 과일의 왕이라 불리는 망고에는 비타민A · C · D와, 마그네슘 등의 무기질이 풍부하다. 특히 몸속에서 카로틴으로 바뀌는 비타민A는 녹색 채소와 맞먹을 정도의 양이 들어 있다. 망고의 비타민A는 피부의 외부 층인 상피 조직과 각 기관의 세포 기능을 활성화시키므로 피부 미용에 탁월한 효능이 있다.

최근 새로 밝혀진 연구 결과에 의하면, 망고의 황색 색소 성분과 물에 잘 녹는 어떤 특정한 성분이 암에 대한 저항력을 키우는 데 큰 효과가 있는 것으로 밝혀졌다.

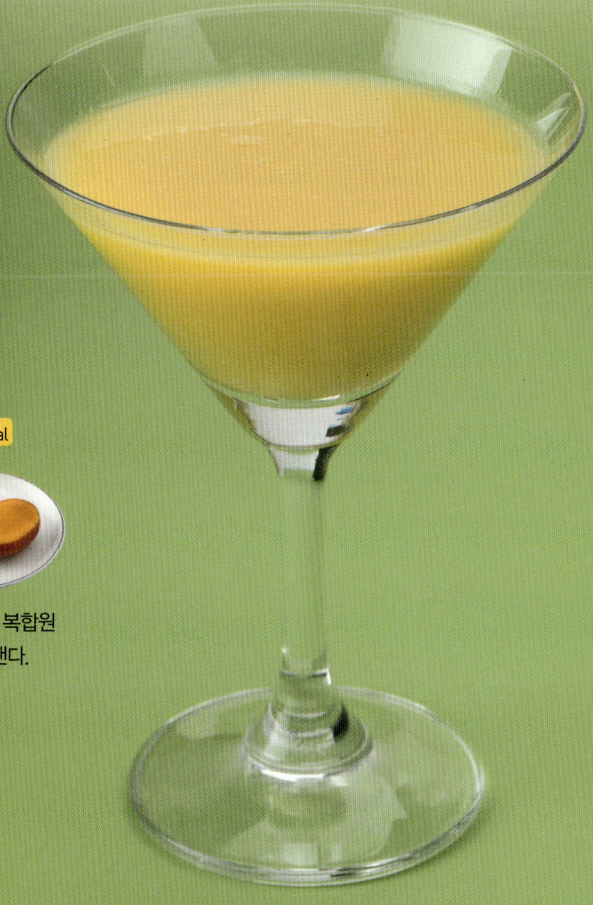

망고 주스 192kcal

재료

망고 300g

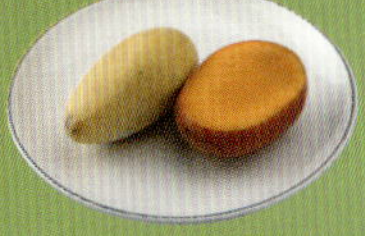

만드는 법

1. 반으로 잘라 씨를 빼고 복합원 액기에 넣고 주스를 짜 낸다.

효능

세포 기능 활성화

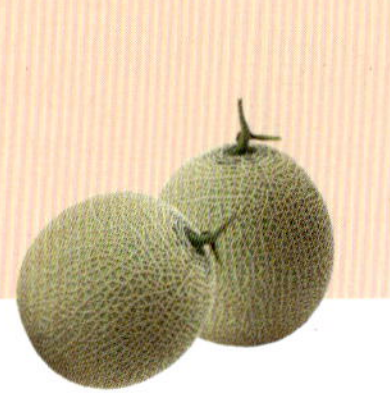

멜론 주스 | 두유

그물 모양의 껍질 속에 영양이 듬뿍

멜론 중에서도 껍질이 그물 모양인 머스크멜론이 당도가 높아 주스용으로 좋다. 멜론에는 혈액 응고를 막아 주는 아데노신(adenosine)이라는 성분이 있어 심장 질환이 있는 사람에게 좋고, 뇌졸중을 예방하는 데 도움을 준다. 비타민C와 카로틴이 풍부하여 피로 회복·스트레스 해소·노화 방지·암 예방에 효과가 있다. 칼륨 함량이 높아 고혈압에 좋고, 이뇨 작용이 뛰어나 부종을 해소해 주고 신장의 기능을 보하며, 숙취 해소에도 도움이 된다. 그물 모양 아래로 황갈색의 껍질이 보이는 것이 잘 익은 멜론이다. 지나치게 익은 것은 맛이 떨어지므로, 약간 단단한 것을 구입하여 실온에서 숙성시켜 이용하면 좋다.

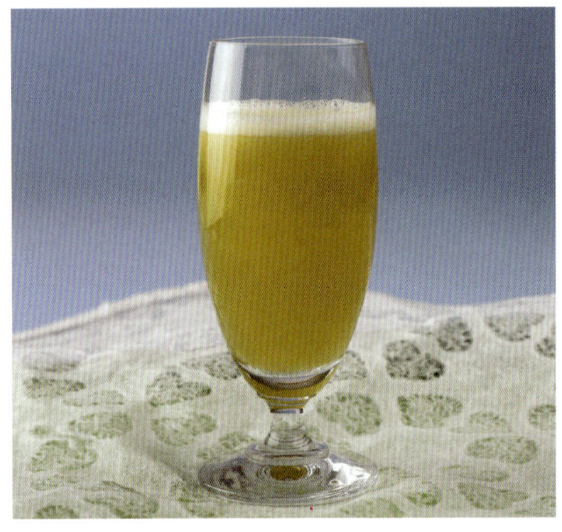

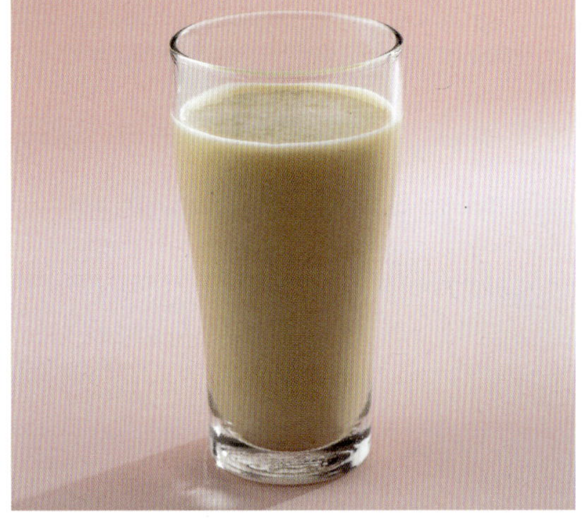

멜론 주스 114 kcal

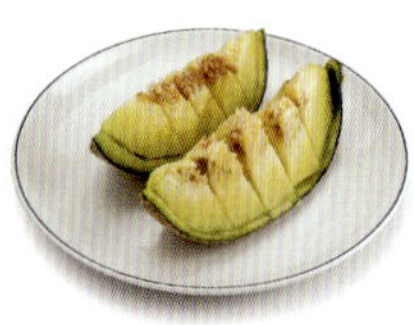

재료

멜론 300g

만드는 법

1 껍질 째 주스를 만들면 영양가가 높은 대신 당도가 떨어지고, 껍질을 벗기고 만들면 당도가 높고 맛이 좋다. 씨가 들어 있는 부분도 함께 주스를 만들면 더욱 달다.

효능

생활습관병 예방, 피로 회복, 스트레스 해소, 노화 방지, 이뇨 작용, 숙취 해소

멜론 두유 320 kcal

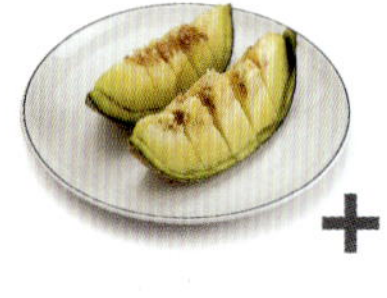

재료

멜론 150g, 콩(삶은 것) 150g, 생수 100ml

만드는 법

1 삶은 콩에 생수를 부어 콩과 물을 함께 스푼으로 복합원액기에 떠 넣는다.

2 7~8등분한 멜론을 사이사이에 하나씩 넣는다.

효능

심장병 예방, 뇌졸중 예방

바나나 두유 | 우유

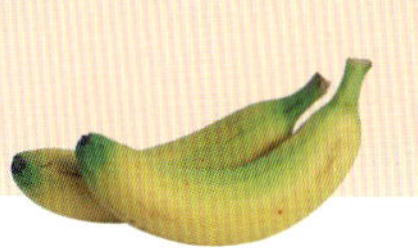

활동량이 많은 사람을 위한 열량 보급원

바나나는 영양가가 높으면서 수분이 적어 열량 보급원으로 적당하다. 따라서 운동 선수 등 활동량이 많은 사람에게 잘 어울린다. 식이섬유가 풍부하여 장을 깨끗하게 하고, 몸속의 염분 배출을 돕는 칼륨이 매우 풍부하여 음식을 짜게 먹는 사람에게 안성맞춤인 과일이다. 몸을 차게 하는 성분이 들어 있으므로 몸을 식히고 싶을 때 이용해 볼 만하다.

전 세계에서 포도 다음으로 많이 재배되는 과일이라고 한다. 바나나는 냉장고가 아닌 실내 상온에 보관해야 모양과 맛이 잘 유지된다.

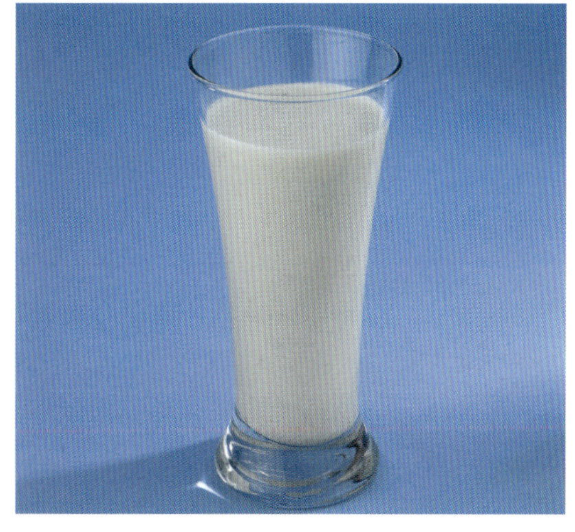

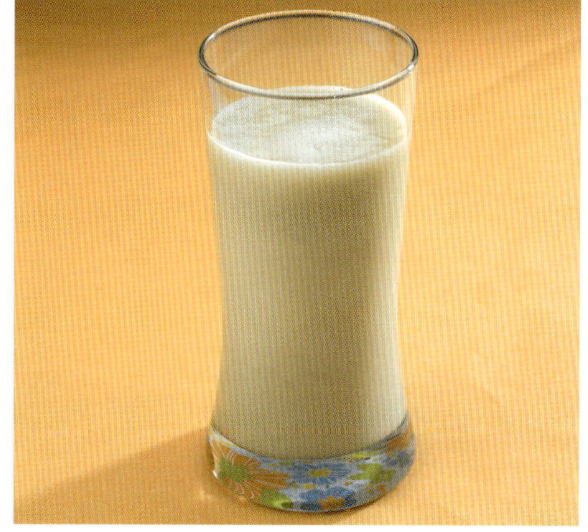

바나나 두유 343 kcal

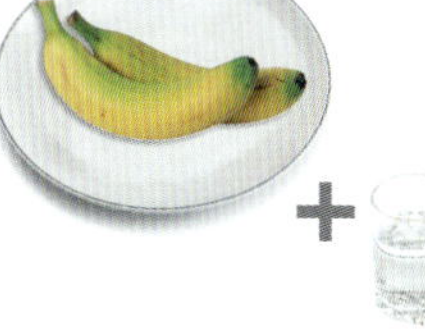

재료

바나나 100g, 콩(삶은 것) 150g, 생수 150ml

만드는 법

1. 삶은 콩에 생수를 부어 콩과 물을 함께 스푼으로 복합원액기에 떠 넣는다.
2. 7~8등분한 바나나를 사이사이에 하나씩 넣는다.

효능

변비, 고혈압, 동맥경화, 심장병 예방

바나나 우유 160 kcal

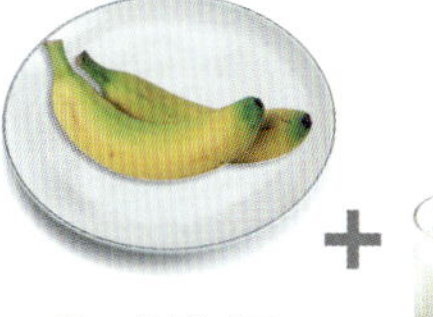

재료

바나나 100g, 우유 200ml

만드는 법

1. 토막 낸 바나나에 우유를 붓고 핸드 블랜더로 갈아 준다.

효능

체력 보강, 변비 개선, 두뇌 활성화

배 주스 | 두유

시원하고 갈끔한 맛이 청량 음료로 제격

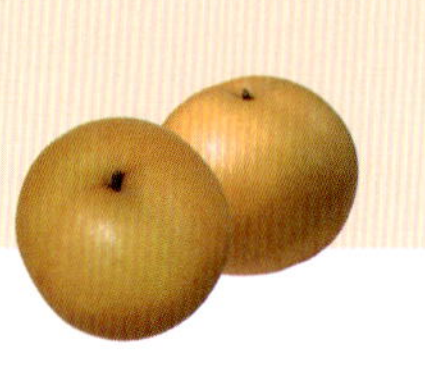

배에는 펙틴을 포함한 수용성 섬유질이 매우 풍부하게 들어 있다. 수분이 많고 맛이 시원하여, 시원한 국물 맛을 낼 때나 채소를 주로 쓰는 주스의 복합 재료로 많이 이용된다. 칼륨이 풍부하여 이뇨 작용과 체내의 물질대사를 촉진하는 작용이 있으며, 단백질을 분해하는 효소가 있어서 육류의 소화를 촉진시키고, 기관지나 폐가 약한 사람에게 효과적이며, 기침과 천식 감기 예방에 도움이 된다.

알콜 해독 기능이 뛰어나 숙취 해소에도 효과가 있고, 과육에 리그닌(lignin)과 펜토산(pentosan)이 함유되어 있어 변비 개선에도 효과가 있다.

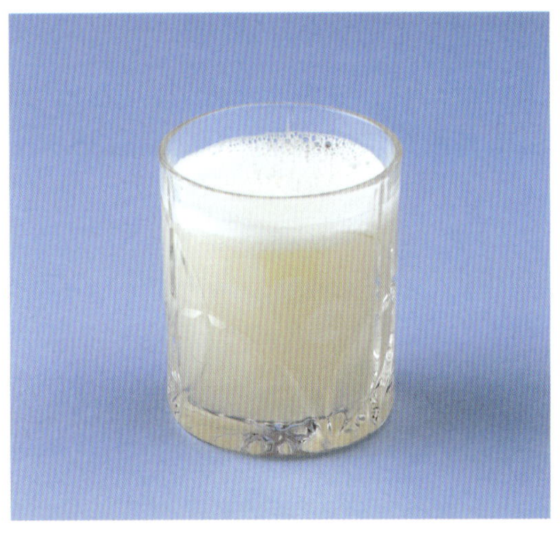

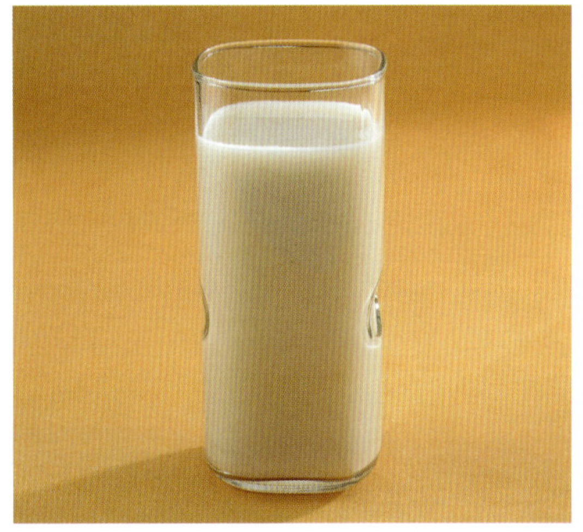

배 주스 117kcal

재료

배 300g

만드는 법

1 물에 껍질을 깨끗이 씻어서 꼭지만 도려내고 적당히 잘라 복합원액기에 투입하면 주스와 껍질이 분리되어 배출된다.

2 주스가 공기 중에 노출되면 산화되어 갈변 현상이 일어나므로 만든 후 바로 마시는 것이 좋다.

효능

소화 촉진, 폐 기능 강화, 기침 천식 예방, 숙취 해소

배 두유 321kcal

재료

배 150g, 콩(삶은 것) 150g, 생수 100ml

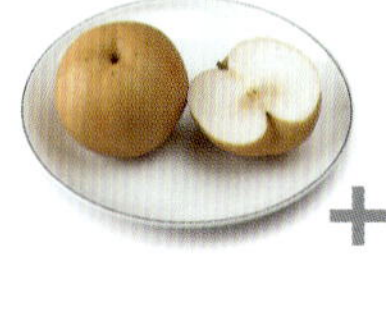

만드는 법

1 삶은 콩에 생수를 부어 콩과 물을 함께 스푼으로 복합원액기에 떠 넣는다.

2 4~5등분한 배를 사이사이에 하나씩 넣는다.

효능

피로 회복, 숙취 해소, 소화, 이뇨 작용

복숭아 주스 | 두유

장수의 상징, 펙틴이 풍부하여 장 활동에 큰 도움

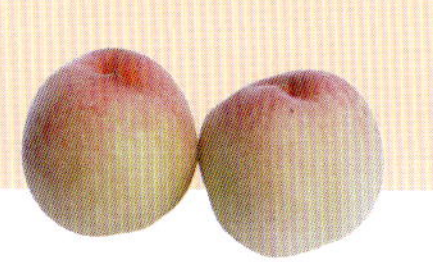

복숭아는 동양의 많은 신화와 전설에서 장수의 상징으로 여겨져 왔을 정도로 다량의 단백질과 아미노산을 함유하고 있는 건강 식품이다. 알칼리성 식품으로, 수용성 식이섬유인 펙틴을 많이 함유하고 있어 변비 개선에 효과가 있고 대장암을 예방해 준다. 사과산과 구연산이 풍부하여 피로 회복 효과가 뛰어나고, 피부 미용에도 탁월한 효능이 있다. 또한 칼륨과 철, 인 등의 미네랄이 풍부하여 몸속의 염분을 배출시키며, 생활습관병을 예방하는 데 많은 도움이 된다. 담배의 니코틴을 제거하는 강력한 효능도 있다.

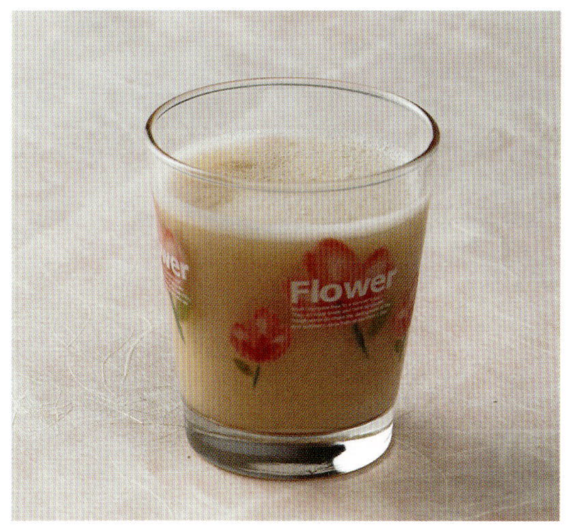

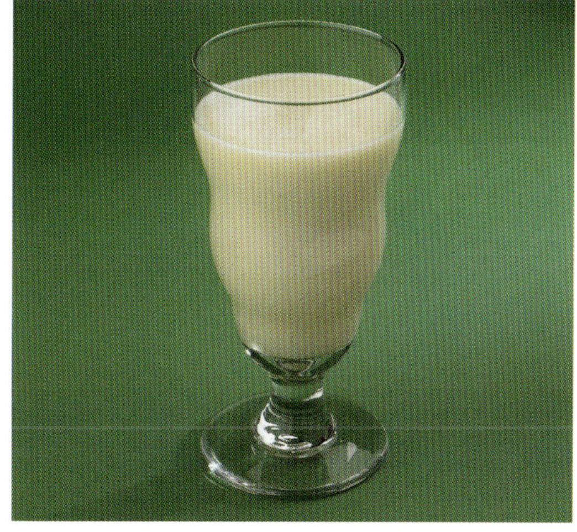

복숭아 주스 `102 kcal`

재료

복숭아 300g

만드는 법

1 깨끗이 씻어서 반으로 잘라 씨를 제거하고 적당한 크기로 잘라 복합원액기로 주스를 만든다.

효능

대장암 예방, 생활습관병 예방

복숭아 두유 `314 kcal`

재료

복숭아 150g, 콩(삶은 것) 150g, 생수 100ml

만드는 법

1 삶은 콩에 생수를 부어 콩과 물을 함께 스푼으로 복합원액기에 떠 넣는다.

2 7~8등분한 복숭아를 사이사이에 넣는다.

효능

피로 회복, 변비 예방, 피부 미용

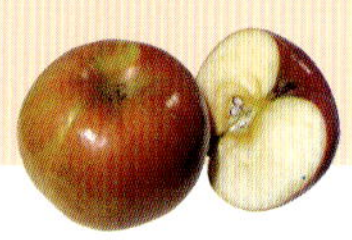

사과 주스 | 두유

영양 성분은 물론 맛도 어디에나 잘 어울리는 대중적인 과일

서양 속담에 '사과가 빨갛게 익으면 의사의 얼굴이 파랗게 질린다' 는 말이 있을 정도로 사과는 많은 도움을 주는 과일이다. 비타민과 미네랄은 물론 엘라직산(ellagic acid)을 비롯한 항암 성분도 풍부하며, 달콤하면서도 강하지 않은 맛으로 다른 채소와 잘 어울려 주스의 맛을 좋게 한다. 사과의 수용성 섬유질인 펙틴(pectin)은 변비와 설사에 효과적이며, 신맛을 내는 성분인 유기산은 위액 분비를 촉진하여 소화와 철분 흡수를 도우며 스트레스를 풀어 주고, 구연산과 주석산은 신체의 피로를 풀어 주며 피부 미용에도 효과가 좋다. 특히 껍질 부분에 카로틴과 펙틴이 풍부하므로 가능하면 유기농 사과를 껍질째 먹는 것이 좋다.

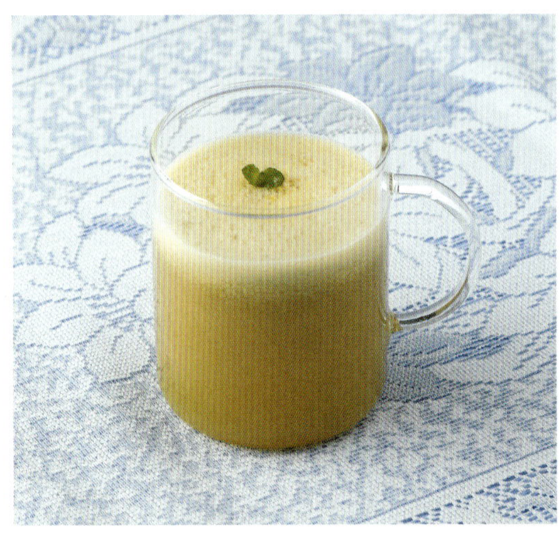

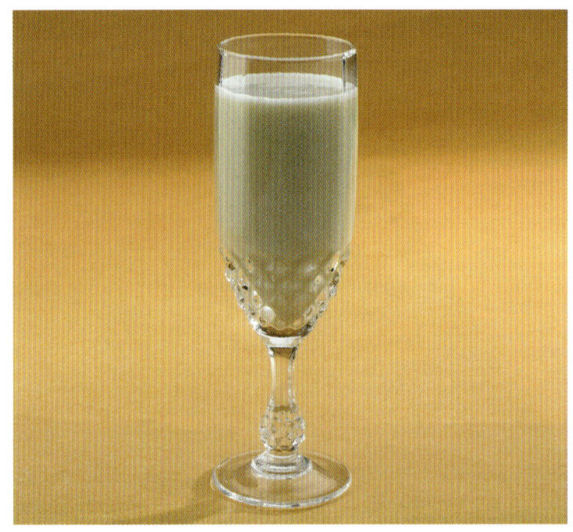

사과 주스 171kcal

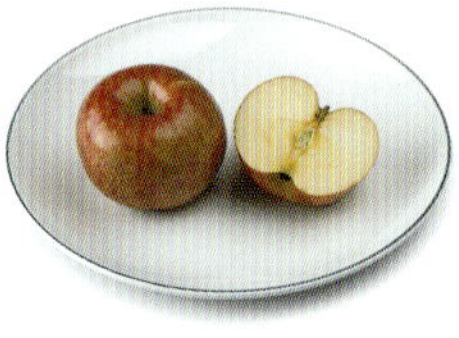

재료

사과 300g

만드는 법

1 재료를 깨끗이 씻어서 적당히 토막 내어 복합원액기에 넣으면 주스와 찌꺼기가 분리된다.
2 주스가 공기에 노출되면 갈변 현상이 생기므로 바로 마신다.
　※ 주스용 사과 품종은 과육이 아삭거리는 홍옥이 좋다.

효능

정장 작용, 피부 미용

사과 두유 348kcal

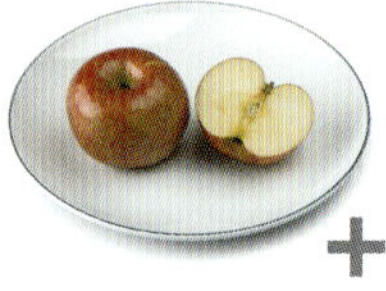

재료

사과 150g, 콩(삶은 것) 150g, 생수 100ml

만드는 법

1 삶은 콩에 생수를 부어 콩과 물을 함께 스푼으로 복합원액기에 떠 넣는다.
2 4~5등분한 사과를 사이사이에 하나씩 넣는다.

효능

강장 작용, 동맥 경화 예방, 피로 회복

석류 주스 | 두유

천연 에스트로겐이 듬뿍, 갱년기 여성에게 특히 좋은 보석 같은 과일

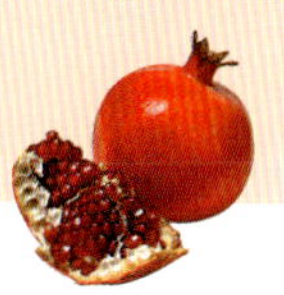

석류는 식물이면서 인간 생명 활동에 작용하는 여성 호르몬인 에스트로겐(estrogen)을 함유하고 있어서 갱년기 여성들에게 큰 도움이 되는 과일이다. 씨앗에는 에스트로겐이, 껍질에는 타닌(tannin) 성분이 풍부하다. 주성분은 수분·포도당·과당 등의 수용성 당분이며, 포도당의 분해를 촉진하는 구연산과 에너지 대사를 활발하게 해 주는 수용성 비타민 B_1·B_2·나이아신, 생리 작용과 밀접한 관계가 있는 미네랄 등이 풍부하다. 열매와 껍질 모두 고혈압과 동맥경화를 예방하는 데 효과가 좋다.

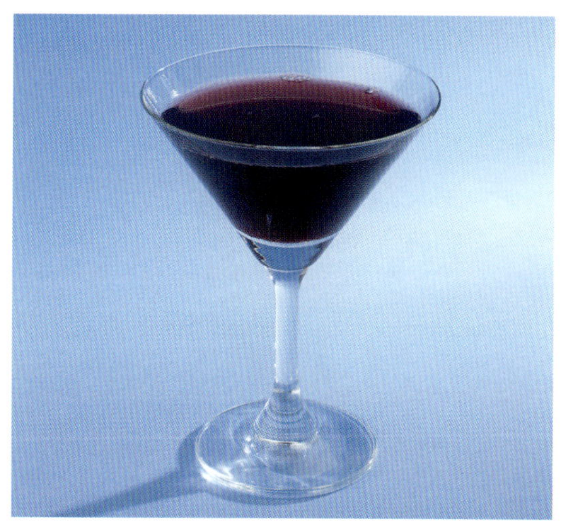

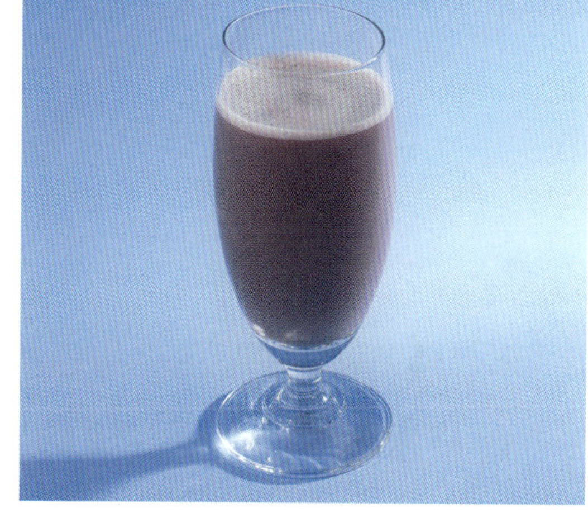

석류 주스 `168 kcal`

재료

석류 과육 300g

만드는 법

1 재료를 깨끗이 씻어서 복합원액기에 넣고 주스를 짜 낸다.
2 석류 껍질을 벗겨서 과육으로 주스를 만들면 주스가 맑고 당도가 높다.

효능

고혈압과 동맥경화 예방

석류 두유 `319 kcal`

재료

석류 과육 100g, 콩(삶은 것) 150g, 생수 150ml

만드는 법

1 삶은 콩에 생수를 부어 콩과 물을 함께 스푼으로 복합원액기에 떠 넣는다.
2 7~8등분한 석류 과육을 사이사이에 넣는다.

효능

갱년기 장애 개선, 생리 불순 개선, 피부 미용

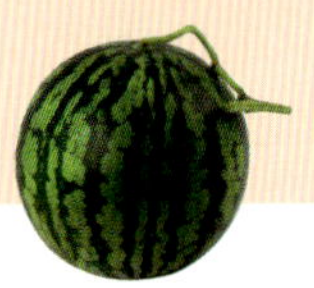

수박 주스 | 두유

뛰어난 이뇨 효과, 한여름 더위로 인한 트러블을 해소

수박에 풍부한 시트룰린(citrulline)이라는 특수 아미노산 성분은 이뇨 효과가 커서 신장병과 고혈압, 임신 중에 많이 발생하는 부종 등을 가라앉혀 주는 효과가 있다. 이뇨 효과는 과육보다는 껍질 쪽이 더 우수하다. 수분이 풍부한 수박의 과당과 포도당은 에너지원이 되고, 여름 무더위로 인한 탈수 현상과 일사병 예방, 숙취 해소에도 효과가 있다.

수박의 과육에 들어 있는 붉은 색소인 리코펜(lycopene)에 강력한 항암 효과가 있다는 사실이 밝혀지면서 관심이 늘어나고 있다.

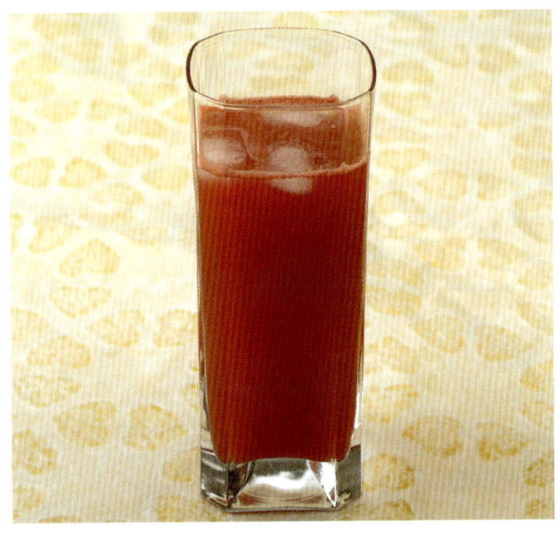

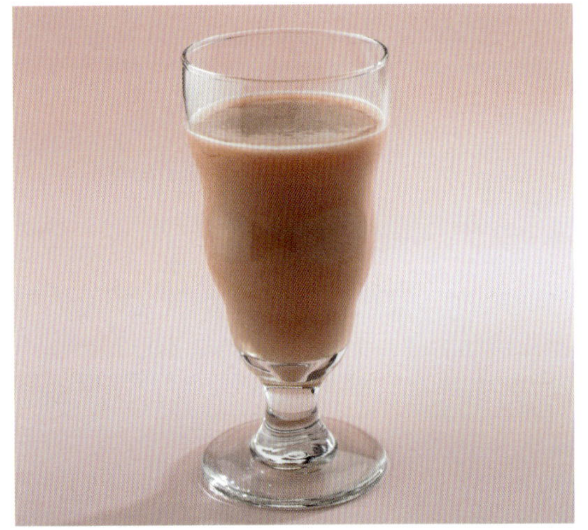

수박 주스 72 kcal

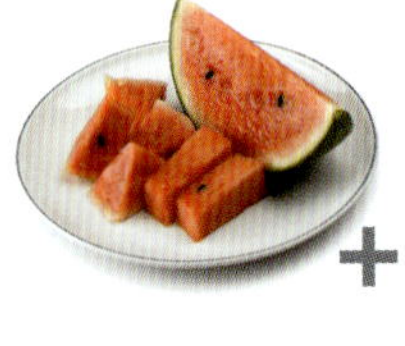

재료

수박 300g

만드는 법

1 껍질을 벗겨 내고 붉은색의 과육만 토막 내어 복합원액기에 투입한다.
2 수박이 덜 익거나 시들어 당도가 떨어질 때는 주스에 꿀과 얼음 등을 섞어 마시면 좋다.

효능

이뇨 작용, 숙취 해소

수박 두유 299 kcal

재료

수박 150g, 콩(삶은 것) 150g, 생수 100ml

만드는 법

1 삶은 콩에 생수를 부어 콩과 물을 함께 스푼으로 복합원액기에 떠 넣는다.
2 7~8등분한 수박을 사이사이에 넣는다.

효능

동맥경화, 이뇨, 신장병 예방

오렌지 주스 | 두유

강력한 항산화 작용으로 노화와 암 발생 예방

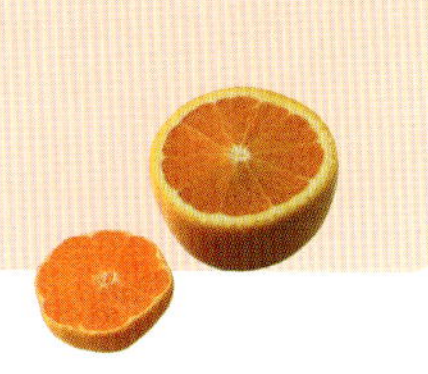

오렌지의 비타민C와 플라보노이드, 베타카로틴은 강력한 항산화 작용으로 노화 방지에 도움을 주고, 면역 체계를 강화하여 질병에 대한 저항력을 높이며, 암을 예방한다. 펙틴·칼륨·엽산 등이 풍부하여 피부 미용과 변비 개선, 피로 회복과 감기 예방에도 뛰어난 효과를 보인다. 오렌지 껍질에는 살충과 살균 작용을 하는 리모넨(limonene) 성분이 들어 있으며, 혈중 콜레스테롤을 효과적으로 떨어뜨리는 성분이 있는 것으로 알려져 있다. 오렌지의 비타민C는 공기 중에 노출되면 서서히 파괴되므로 주스는 만든 즉시 마시는 것이 효과적이다.

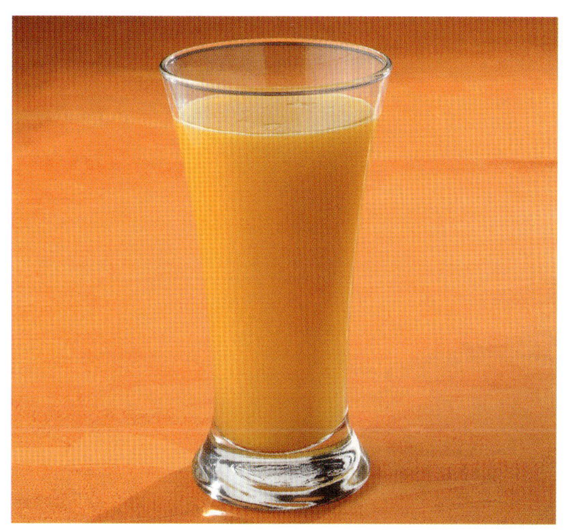

오렌지 주스 `129 kcal`

재료

오렌지 300g

만드는 법

1 오렌지 껍질을 벗길 때는 안쪽의 하얀 부분을 최대한 남기는 것이 좋다. 하얀 부분에 비타민C와 플라보노이드가 훨씬 많이 함유되어 있다.

효능

감기 예방, 피로 회복, 피부 미용, 변비 개선

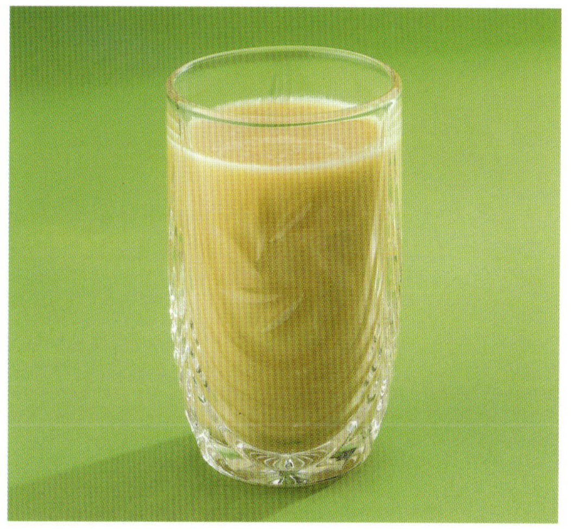

오렌지 두유 `327 kcal`

재료

오렌지 150g, 콩(삶은 것) 150g, 생수 100ml

만드는 법

1 삶은 콩에 생수를 부어 콩과 물을 함께 스푼으로 복합원액기에 떠 넣는다.

2 7~8등분한 오렌지를 사이사이에 넣는다.

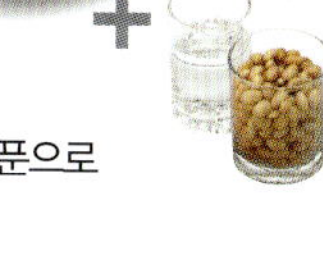

효능

피부 미용, 변비 개선, 면역력 증강

자몽 주스

칼로리는 낮고 영양은 풍부한 다이어트 과일

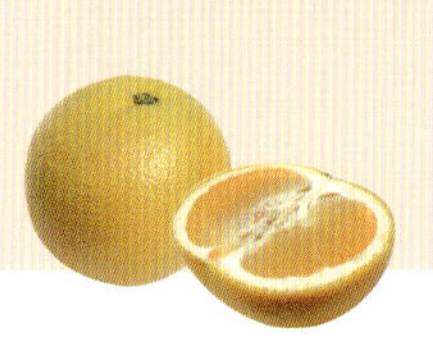

그레이프프루트(grapefruit)라고도 불리는 자몽은 칼로리는 낮으면서 플라보노이드, 수용성 섬유질인 펙틴·칼륨·비타민C·엽산 등이 풍부하여 다이어트 식품으로 각광받고 있다. 자몽의 플라보노이드 성분인 나린진(naringin)은 노후한 적혈구를 제거하는 데 도움이 되며, 적혈구 수치를 조절하며, 빈혈을 예방한다. 자몽에 풍부한 구연산은 피로 회복에 효과적이다. 펙틴은 혈중 콜레스테롤을 낮추는 작용을 하여 동맥경화 예방에 좋다. 신선한 자몽은 탄력이 있고, 모양이 반듯하며, 부피에 비해 무게가 많이 나간다. 감귤류의 껍질에 알레르기 반응을 보이는 사람은 반드시 껍질을 벗겨서 이용한다. 하루에 한 개씩 먹으면 비타민C 섭취 권장량을 충족할 수 있다.

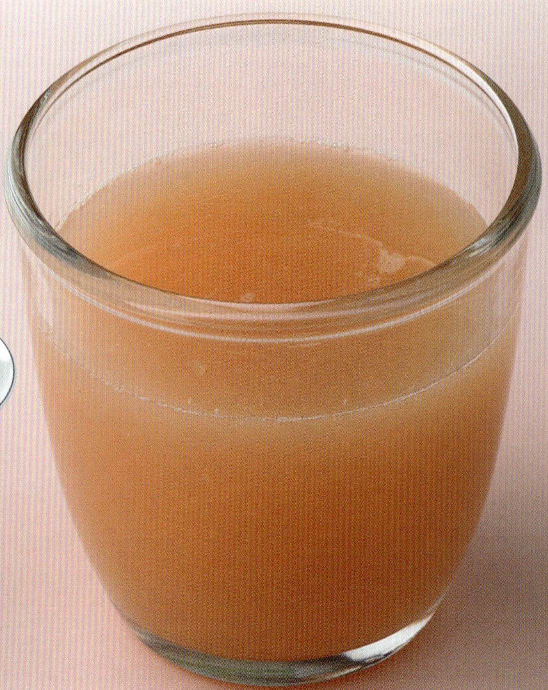

자몽 주스 90 kcal

재료

자몽 300g

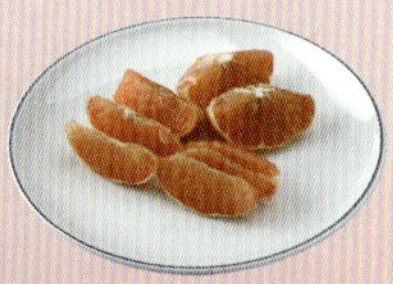

만드는 법

1. 껍질에 비타민C와 플라보노이드의 함량이 많으므로 껍질째 복합원액기에 넣어 주스를 만드는 것이 좋다.

효능

빈혈 예방, 혈중 콜레스테롤 제거, 동맥경화 예방

참외 주스 | 두유

여름 식중독을 예방하는 알칼리성 식품

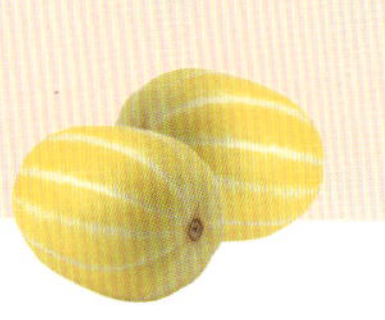

참외는 수박과 함께 대표적인 여름 과일로, 칼로리는 낮지만 비타민A와 B_1 · B_2 · C · 나이아신 등이 골고루 들어 있는 알칼리성 식품이다. 수분과 칼륨이 풍부하여 이뇨 작용이 뛰어나며, 당분이 많아 피로 회복에 효과적이다. 독성을 해독하여 간 기능을 돕고 간을 튼튼하게 한다. 몸속의 유해균을 없애는 기능이 있어 식중독이 자주 발생하는 여름철 건강 관리에 특히 좋다. 특히 참외에는 쿠쿨비타신(cucurbitacin)이라는 항암 성분이 들어 있어 암 세포가 확산되는 것을 막아 준다. 성질이 차므로 몸이 차거나 위가 약한 사람, 어린아이들은 한번에 많이 먹지 않는 것이 좋다.

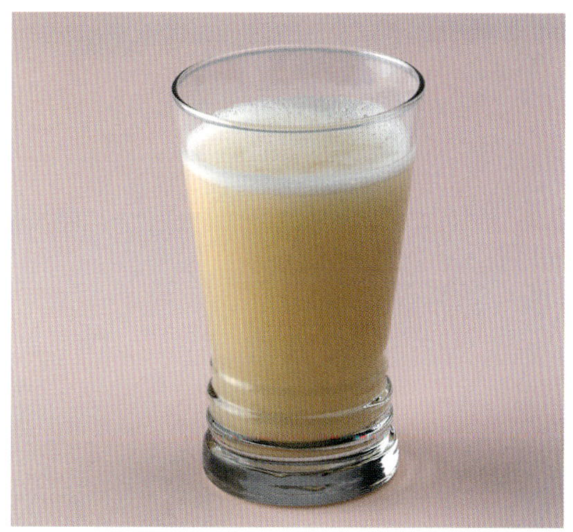

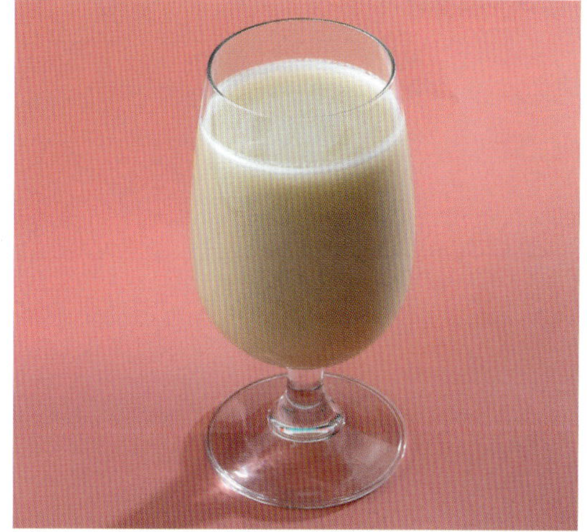

참외 주스 78 kcal

재료

참외 300g

만드는 법

1 참외를 깨끗이 씻어 물기를 털어 7~8등분한다.
2 참외 주스를 만들 때는 참외 속까지 전부 넣어야 당도가 높고 맛있다.

효능

해독, 다이어트 효과

참외 두유 302 kcal

재료

참외 150g, 콩(삶은 것) 150g, 생수 100ml

만드는 법

1 삶은 콩에 생수를 부어 콩과 물을 함께 스푼으로 복합원액기에 떠 넣는다.
2 7~8등분한 참외를 사이사이에 하나씩 넣는다.

효능

이뇨 작용, 피로 회복

키위 주스 | 두유

톡톡 터지는 씨의 질감과 탁월한 소화 능력을 갖춘 과일

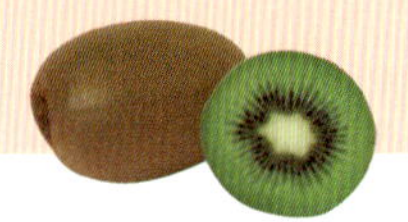

키위는 비타민C가 풍부해서 면역력을 높여 주고 스트레스를 해소한다. 활성 산소를 제거하는 효과가 좋아 노화를 억제하고, 암이나 백내장 등을 예방하는 효과가 뛰어나다. 피부가 거칠거나 스트레스를 많이 받고 담배를 많이 피우는 사람에게 좋다. 식이섬유인 펙틴이 풍부하여 혈중 콜레스테롤을 낮춰 동맥경화나 고혈압을 예방하고, 변비 해소에도 도움이 된다.

껍질에 많이 들어 있는 폴리페놀은 암 발생을 억제하는 효과가 있다. 단백질을 분해하는 효소도 들어 있어 소화가 안 되고 위가 더부룩할 때 먹으면 효과가 좋다. 육류를 부드럽게 하는 효과가 있으므로 고기를 잴 때 넣거나 육류를 먹은 뒤에 키위 주스를 마시면 소화가 빨리 된다.

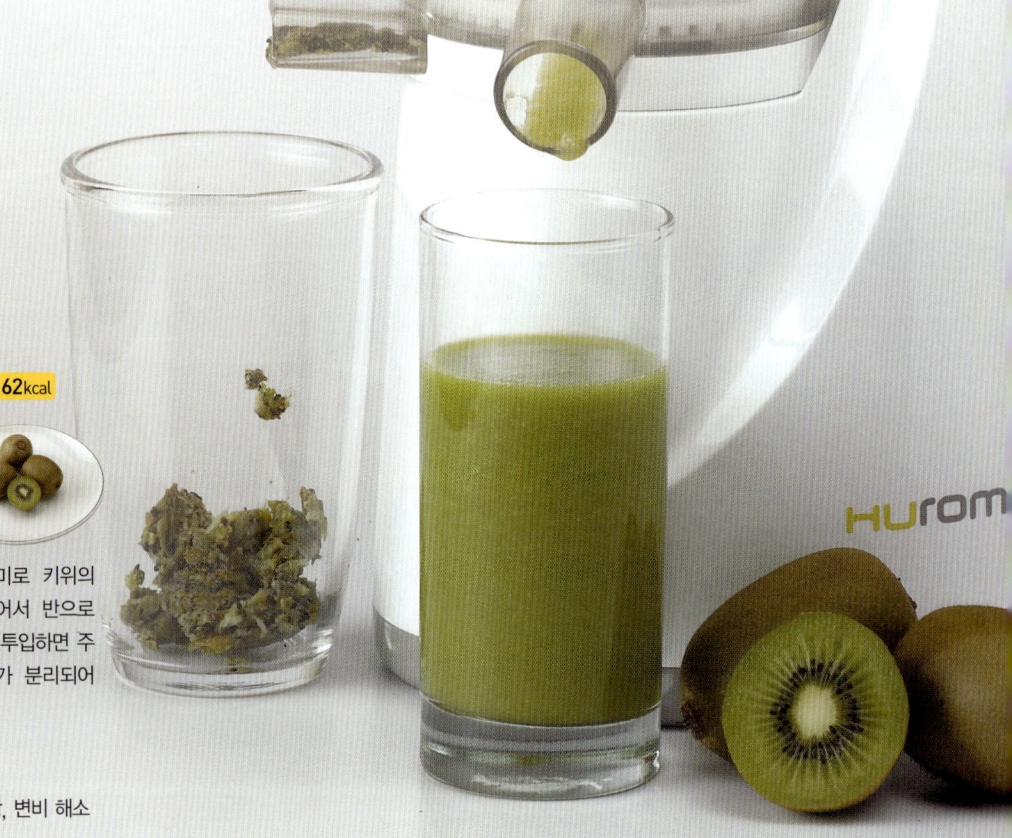

키위 주스 `162kcal`

재료

키위 300g

만드는 법

1 흐르는 물에 수세미로 키위의 껍질을 문질러 씻어서 반으로 잘라 복합원액기에 투입하면 주스와 껍질 찌꺼기가 분리되어 배출된다.

효능

동맥경화·고혈압 예방, 변비 해소

"""

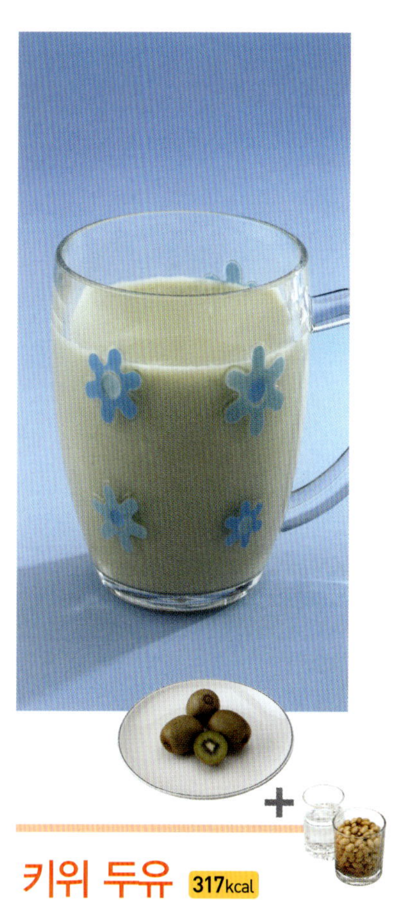

키위 두유 317kcal

재료

키위 100g, 콩(삶은 것) 150g,
생수 150ml

만드는 법

1 삶은 콩에 생수를 부어 콩과 물을 함
께 스푼으로 복합원액기에 떠 넣는다.

2 4~5등분한 키위를 사이사이에 하나
씩 넣는다.

효능

스트레스 해소, 노화 방지, 고혈압 예방

토마토 주스 | 두유 | 우유

세계에서 가장 많이 애용되는 최고의 건강 식품

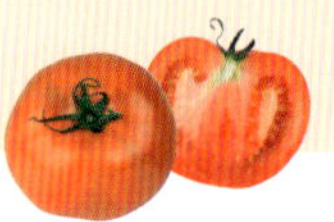

토마토는 미국의 타임지가 선정한 10대 건강 식품 가운데 하나로, 세계인이 가장 많이 먹는 과채류이다. 당근의 베타카로틴보다 훨씬 더 강력한 항산화 작용을 하는 붉은 색소인 리코펜이 풍부하여 노화를 방지하고 암을 예방하는 효과가 뛰어나다. 칼로리도 낮아 다이어트 식품으로 각광받고 있다. 토마토의 구연산은 청량 효과가 있어서 스트레스와 피로를 푸는 데 도움을 준다. 펙틴은 변비를 해소하고 몸속의 콜레스테롤을 낮추는 효과가 있고, 루틴은 고혈압과 동맥경화 예방 및 치료에 좋다. 방울토마토는 일반 토마토에 비해 크기는 작지만 영양분의 밀도는 더 높다. 토마토는 위산 분비를 촉진하여 소화를 돕지만 위산 과다증이나 위궤양 환자는 피한다.

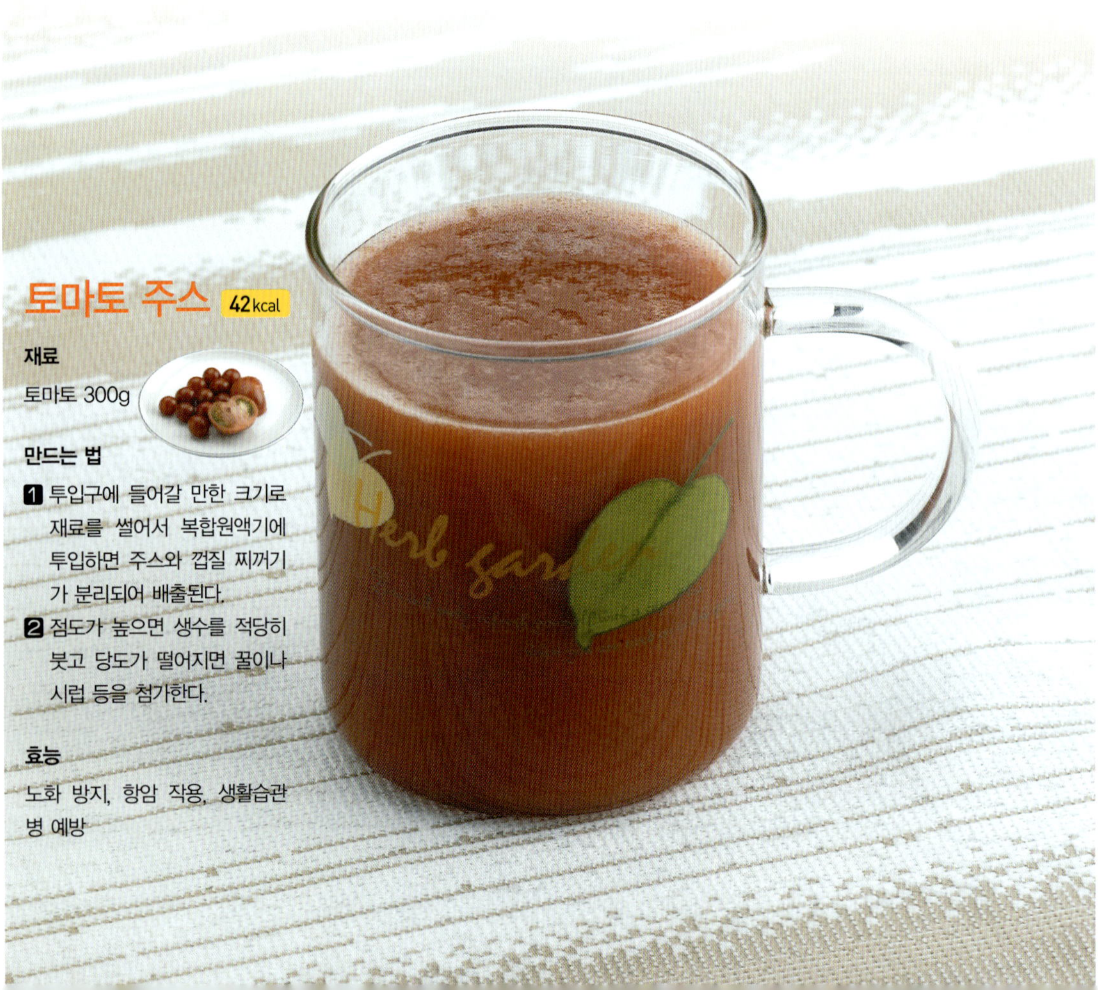

토마토 주스 `42 kcal`

재료

토마토 300g

만드는 법

1. 투입구에 들어갈 만한 크기로 재료를 썰어서 복합원액기에 투입하면 주스와 껍질 찌꺼기가 분리되어 배출된다.
2. 점도가 높으면 생수를 적당히 붓고 당도가 떨어지면 꿀이나 시럽 등을 첨가한다.

효능

노화 방지, 항암 작용, 생활습관병 예방

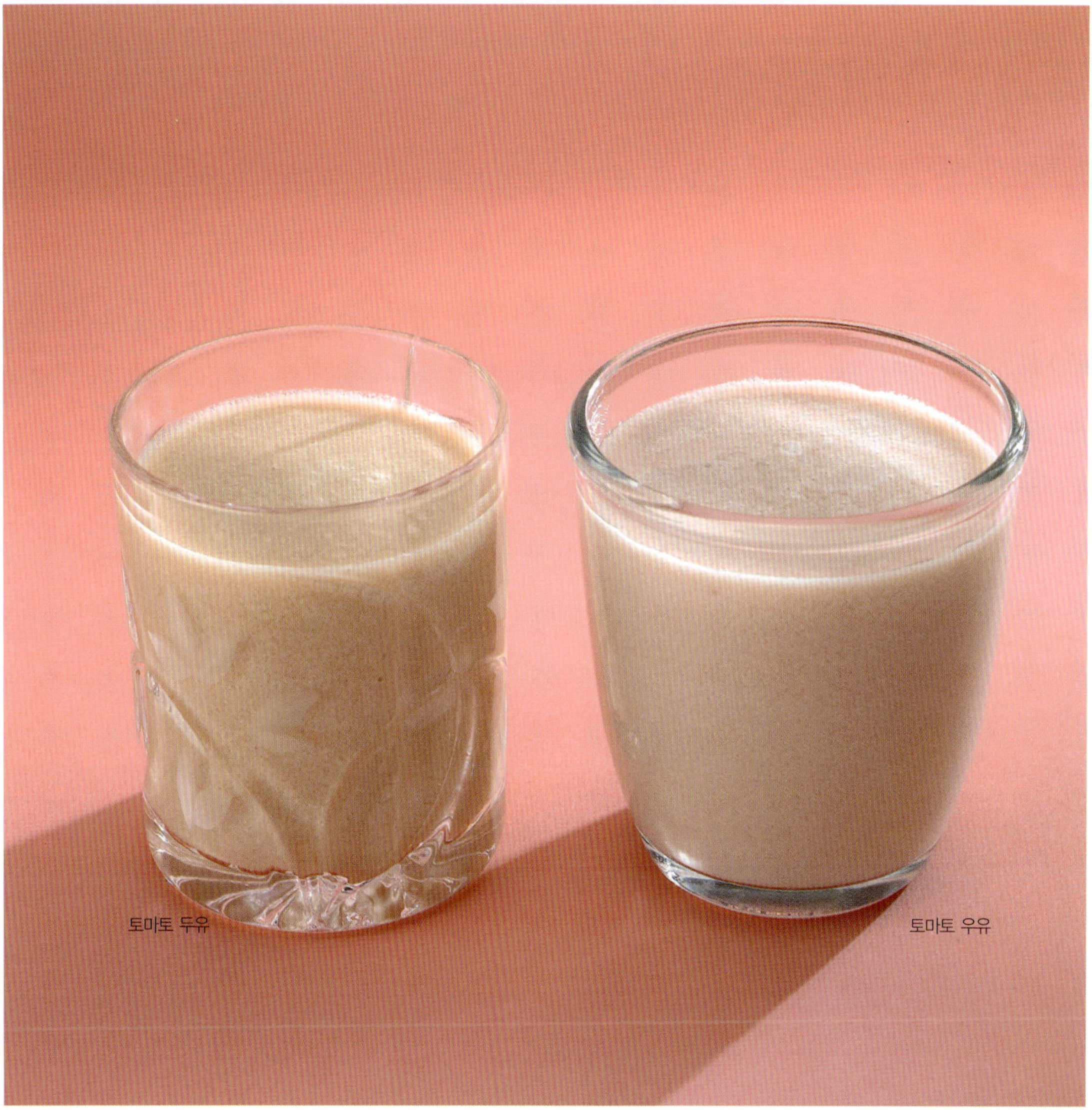

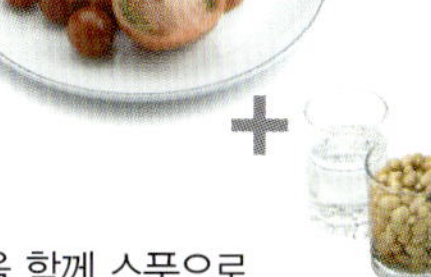

토마토 두유 277kcal

재료

토마토 100g, 콩(삶은 것) 150g, 생수 100ml

만드는 법

1 삶은 콩에 생수를 부어 콩과 물을 함께 스푼으로 복합원액기에 떠 넣는다.

2 4~5등분한 토마토를 사이사이에 하나씩 넣는다.

효능

노화 방지, 항암 작용, 생활습관병 예방

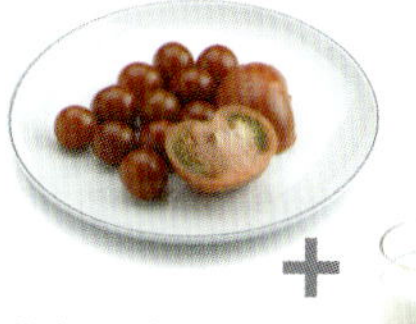

토마토 우유 141kcal

재료

토마토 150g, 우유 200ml

만드는 법

1 7~8등분한 토마토와 우유를 번갈아 가면서 복합원액기에 넣는다.

효능

생활습관병 예방, 노화 방지

파인애플 주스 | 두유

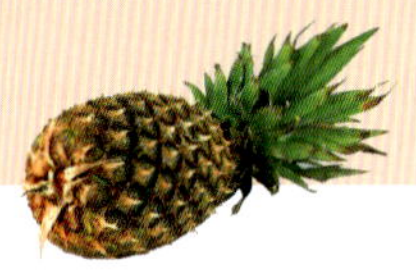

상큼한 맛만큼 뛰어난 브로멜라인의 효과

사과 · 딸기 · 복숭아가 합쳐진 것 같은 맛이 나는 파인애플은 청량감이 매우 뛰어난 과일이다. 비타민 B1과 C가 풍부해서 피로 회복과 일사병에 효과가 있으며, 식이섬유 또한 풍부하여 변비 개선에도 좋은 효과를 보인다. 특히 파인애플의 특징이라 할 정도로 풍부하게 함유되어 있는 브로멜라인(bromeline)이라는 효소는 의약 보조제로 사용될 만큼 효능이 뛰어나다. 육류의 소화를 촉진하며 장내 부패물을 분해해 주기 때문에 소화 불량이나 설사 등의 증상이 있을 때 섭취하면 효과가 좋고, 관절염이나 운동으로 인한 부상 치료, 그 밖의 다른 외상에도 효과를 보인다.

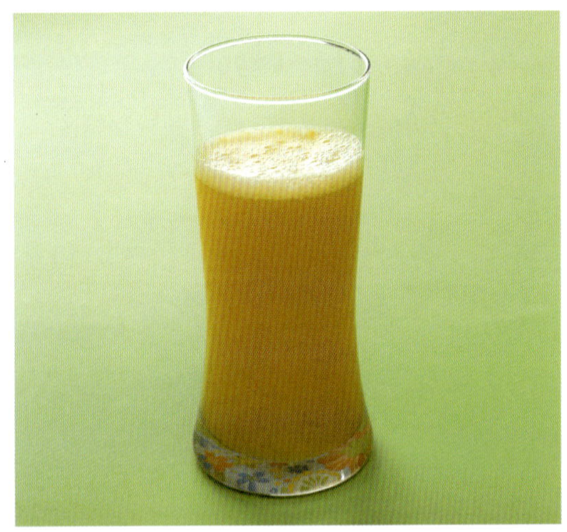

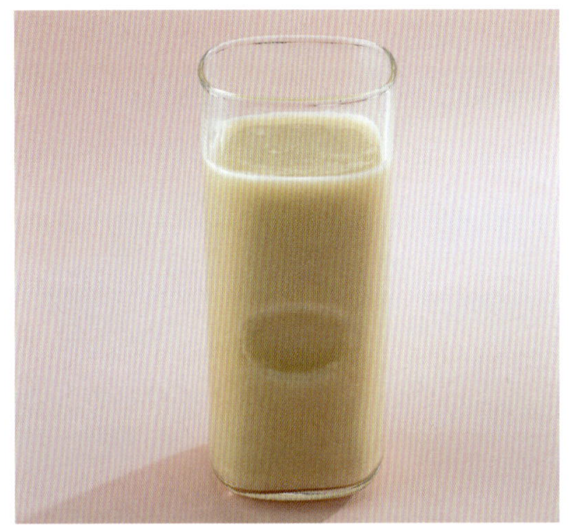

파인애플 주스 `69 kcal`

재료

파인애플 300g

만드는 법

1 껍질을 벗겨 내고 과육만 적당히 잘라 복합원액기에 넣으면 주스와 섬유질 찌꺼기가 분리되어 배출된다.

효능

소화 촉진, 변비 개선

파인애플 두유 `286 kcal`

재료

파인애플 100g, 콩(삶은 것) 150g, 생수 150ml

만드는 법

1 삶은 콩에 생수를 부어 콩과 물을 함께 스푼으로 복합원액기에 떠 넣는다.

2 7~8등분한 파인애플을 사이사이에 넣는다.

효능

소화 불량 개선, 피로 회복

포도 주스 | 두유

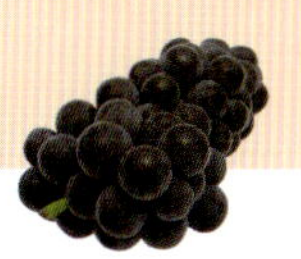

괴육뿐만 아니라 씨와 껍질까지 먹어야 영양 100%

포도의 주성분인 포도당은 신체에 흡수되어 곧바로 열량을 내므로 피로 회복에 효과가 좋다. 또 포도의 자주색 색소인 플라보노이드(favonoid)는 동맥경화를 예방하는 데 도움이 되고, 심장을 튼튼하게 하는 것으로 알려져 있다. 또한 미네랄이 풍부하여 근력이 떨어졌을 때 도움이 되고, 펙틴과 타닌 성분이 많아 장 운동을 촉진한다. 해독 작용과 항바이러스 효과도 있다.

포도 씨앗과 껍질에는 정상 세포가 암 세포로 변이되는 것을 막고, 악성 암 세포의 증식을 막는 레스베라트롤(resveratrol) 성분이 많으므로 포도를 먹을 때는 씨와 껍질까지 다 먹는 것이 좋다.

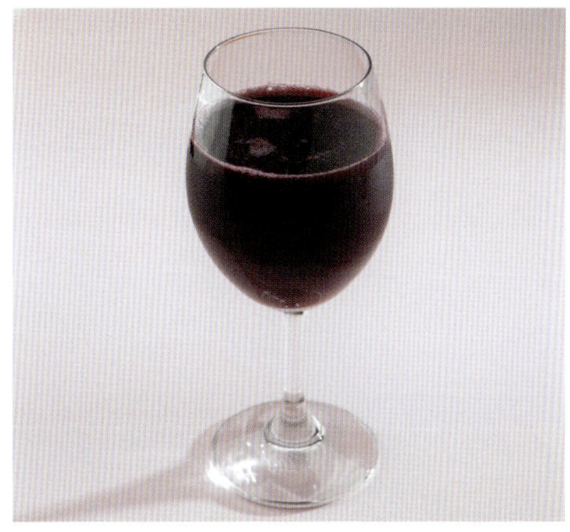

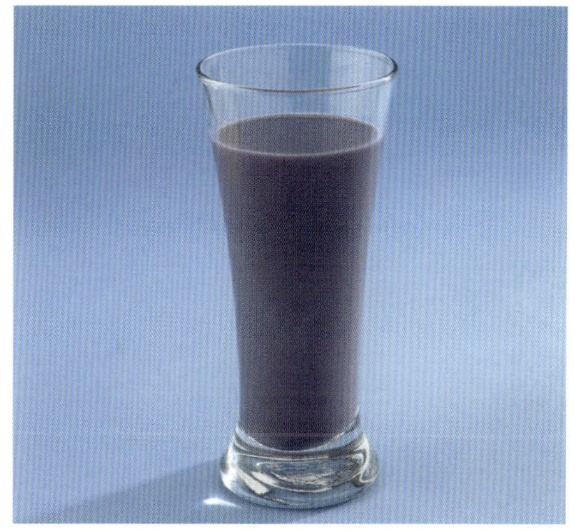

포도 주스 180kcal

재료

포도 300g

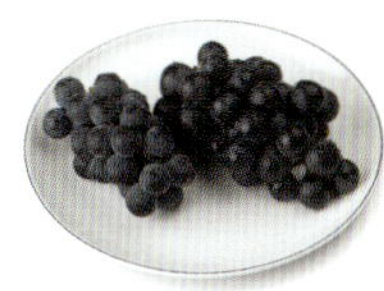

만드는 법

1 포도 송이에서 포도 알을 따서 흐르는 물에 씻어 복합원액기에 투입하면 포도 주스와 찌꺼기가 분리되어 배출된다.

효능

심혈관계 질환 예방, 심장 기능 강화, 근력 강화, 해독 작용

포도 두유 353kcal

재료

포도 150g, 콩(삶은 것) 150g, 생수 100ml

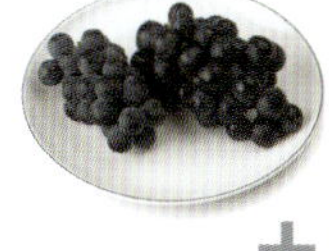

만드는 법

1 삶은 콩에 생수를 부어 콩과 물을 함께 스푼으로 복합원액기에 떠 넣는다.
2 포도를 사이사이에 넣는다.

효능

피로 회복, 허약 체질 개선, 항암 효과

감자 즙 | 두유

칼로리는 낮아도 포만감은 풍부, 다이어트의 최고봉

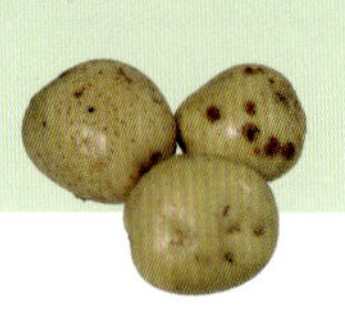

감자의 비타민B₁·C는 스트레스를 해소하고 면역력을 높여 주며 감기 예방에 효과적이다. 지금은 기술의 발달로 일 년 내내 채소나 과일이 풍부해 비타민 공급에 어려움이 없지만 예전에는 감자가 겨울철에 부족한 비타민을 공급해 주는 주요 공급원이었다. 감자에 풍부한 칼륨이 몸속에 남아 있는 여분의 나트륨을 배출시켜 주므로 고혈압 예방과 치료에 특효가 있다. 위궤양이나 신장병에 의한 부종 해소에도 효과가 좋다. 식이섬유인 펙틴은 혈중 콜레스테롤을 줄여 주고, 변비 예방과 치료에 도움이 된다. 감자의 싹이나 녹색 부분에는 솔라닌(solanine)이라는 유독 성분이 있으므로 제거하고 이용할 것.

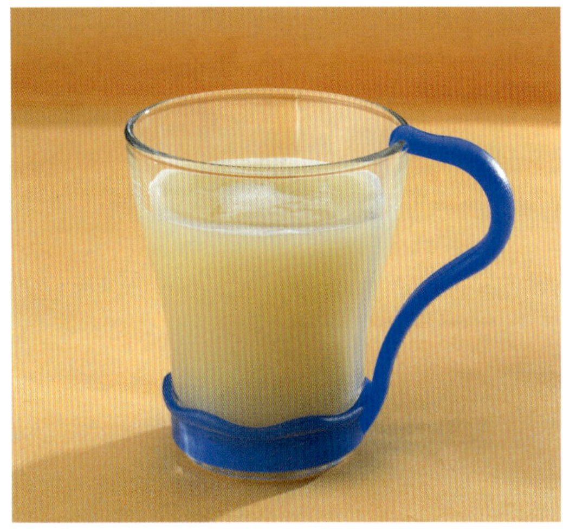

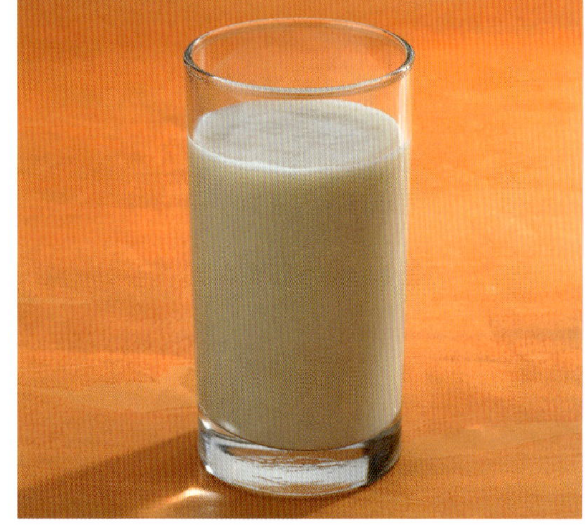

감자즙 `198 kcal`

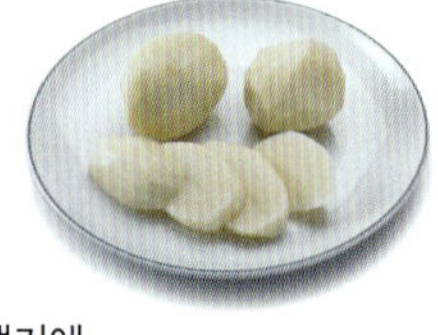

재료

감자 300g

만드는 법

1. 재료를 깨끗이 씻어서 복합원액기에 넣고 즙을 짜 낸다.
2. 마시기 힘들 때는 오이와 섞어 주스를 만들어 마시면 된다.

효능

부종 해소, 위궤양 예방

감자 두유 `329 kcal`

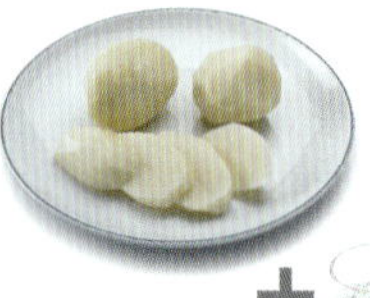

재료

감자(생것) 150g, 콩(삶은 것) 150g, 생수 100ml

만드는 법

1. 삶은 콩에 생수를 부어 콩과 물을 함께 스푼으로 복합원액기에 떠 넣는다.
2. 7~8등분한 감자를 사이사이에 넣는다.

효능

비만 · 고혈압 · 위궤양 예방

고구마 두유

달콤하고 향기로운 맛에 섬유질이 듬뿍

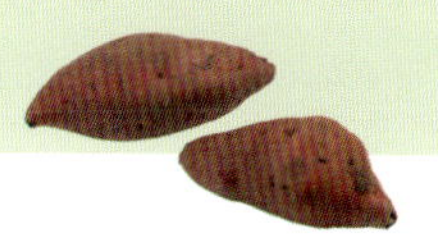

고구마는 섬유질이 풍부하여 변비를 예방하고 치료하는 데 탁월한 효능이 있다. 숙변 배출 작용으로 대장암 예방에 효과가 있고, 칼륨 함량이 많아 염분을 배출해 주어 생활습관병 예방에도 도움이 된다. 섬유질이 풍부하고 포만감을 주며, 별로 높지 않은 칼로리 덕분에 최근에는 다이어트 식품으로 각광받고 있다. 껍질에는 전분질을 분해하는 효소가 함유되어 있어서 껍질째 먹으면 암 예방 효과가 더욱 상승한다. 특히 껍질에는 혈관을 튼튼하게 하는 효과가 있고, 암과 노화를 예방해 주는 보라색 플라보노이드 성분도 들어 있다. 수분이 많은 고구마는 생으로 이용해도 된다.

고구마 두유 391kcal

재료

고구마(삶은 것) 100g
콩(삶은 것) 150g
생수 200ml

만드는 법

1. 삶은 콩에 생수를 부어 콩과 물을 함께 스푼으로 복합원액기에 떠 넣는다.
2. 7~8등분한 고구마를 사이사이에 넣는다.

효능

변비 예방, 생활습관병 예방

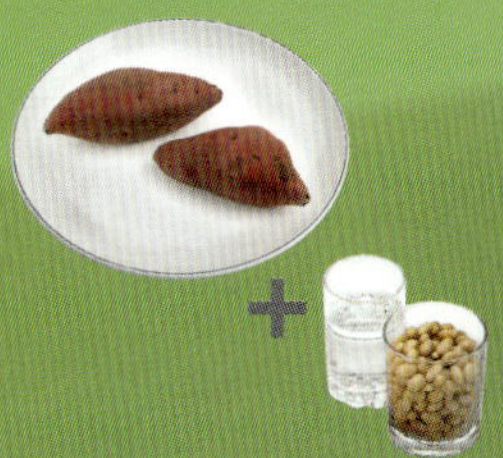

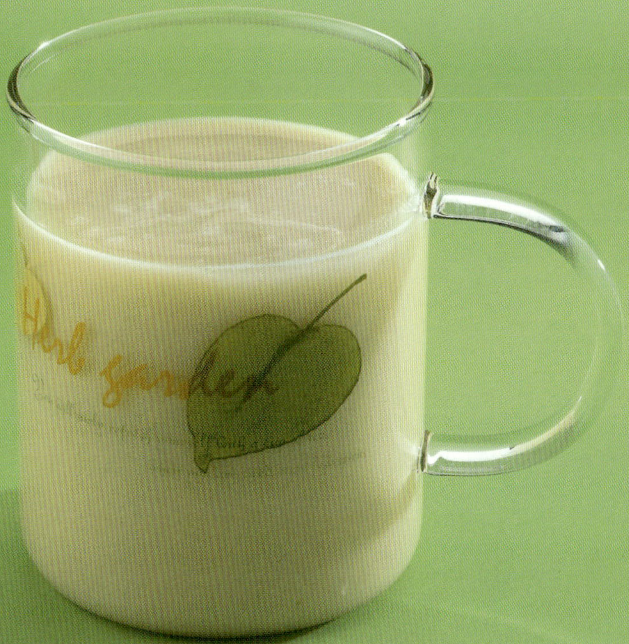

당근 주스 | 두유

주스의 기본이자 카로틴의 보고

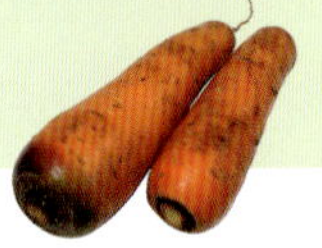

당근에는 비타민A의 일종인 카로틴(carotene)과 비타민C가 다량 함유되어 있다. 카로틴은 피부를 건강하게 하고 질병에 대한 면역력을 높이며, 강력한 항산화 작용을 하여 암과 노화를 막아 준다. 당근의 비타민A는 눈에 매우 중요한 물질의 생성 재료가 되기 때문에 시력을 회복하거나 야맹증 · 눈의 피로 · 피부 미용에 탁월한 효능이 있다. 칼륨이 풍부하며, 혈압을 낮추어 주므로 고혈압이나 동맥경화에도 효과가 좋다. 정장 작용을 하여 변비나 설사 증상을 개선해 주는 효과가 있는 펙틴도 들어 있다. 하지만 비타민C 분해 효소인 아스코르브산(ascorbic acid)이 함유되어 있으므로 다른 채소나 과일과 섞어 혼합 주스를 만들었을 때는 즉시 마셔야 비타민C의 손실을 줄일 수 있다.

당근 주스 `170kcal`

재료

당근 500g

만드는 법

1 껍질 표면의 흙을 잘 씻어 낸 뒤 길게 썰어서 복합원액기에 넣고 주스를 짜 낸다.

효능

노화 방지, 암 예방, 시력 회복

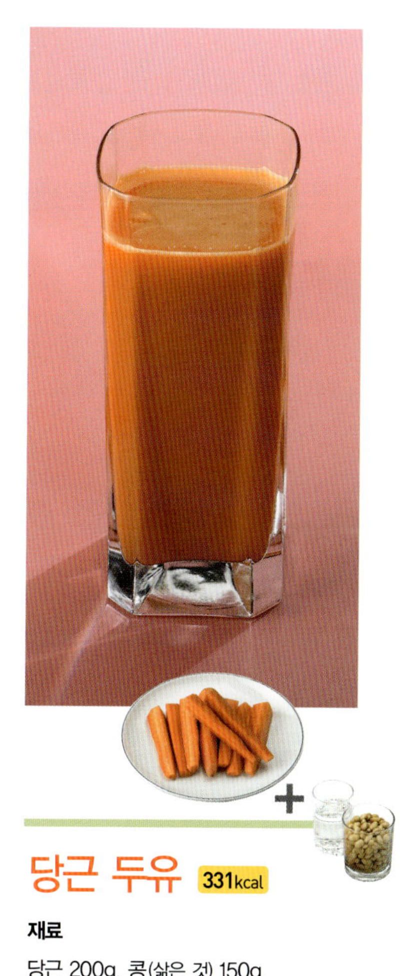

당근 두유 331kcal

재료

당근 200g, 콩(삶은 것) 150g,
생수 100ml

만드는 법

1 삶은 콩에 생수를 부어 콩과 물을 함
께 스푼으로 복합원액기에 떠 넣는다.
2 깍뚝 썬 당근을 사이사이에 넣는다.

효능

면역력 강화, 암 예방, 노화 방지, 동맥경
화 예방

도라지 즙 | 두유

천식과 오래된 기침에 특효

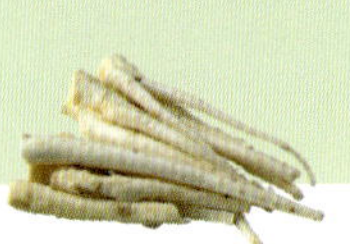

도라지는 알칼리성 식품으로, 뿌리에는 비타민B_1 · B_2를 비롯하여 칼슘 · 철분 · 인 · 칼륨 등의 각종 무기질이 풍부하다. 당질과 섬유질이 많고 칼슘과 철분이 풍부하며, 특히 호흡기 계통 질환에 효과가 좋다. 사포닌(saponin)과 이눌린(inulin) · 나이아신(niacin) 등이 함유되어 있어 가래 · 기침 · 해열 · 거담에 효과적이고, 폐 기능을 강화하여 기관지의 분비 기능을 촉진함으로써 가래를 삭이고 목의 통증을 진정시켜 주는 효능이 있다. 치통 · 복통 · 설사 · 진통 · 소염에도 효과적이다. 일반적으로는 뿌리 부분을 먹지만 부드러운 어린잎과 줄기도 나물로 무쳐 먹거나 기름에 튀겨 먹는 등 다양한 요리에 이용한다.

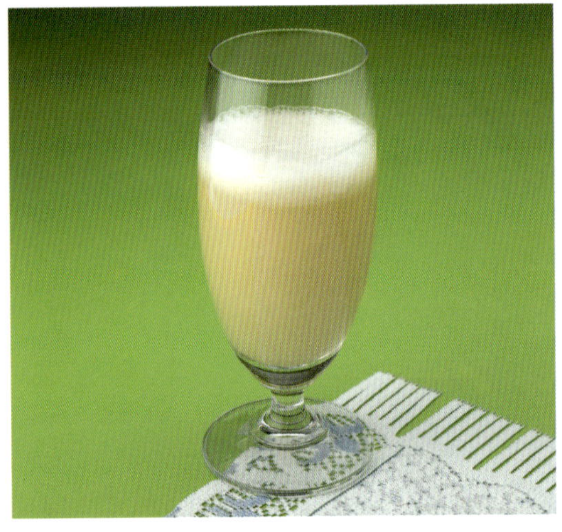

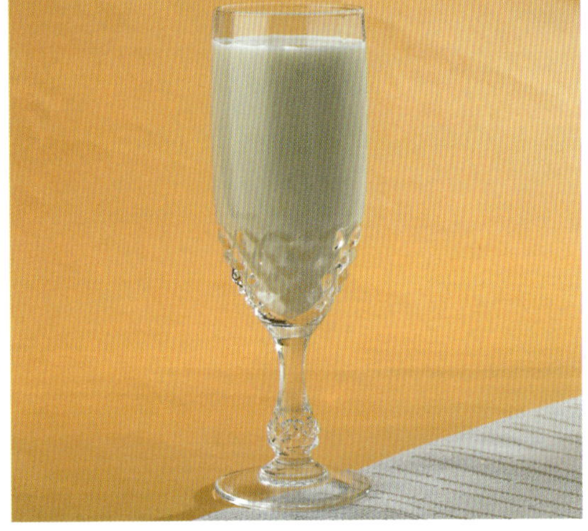

도라지즙 144kcal

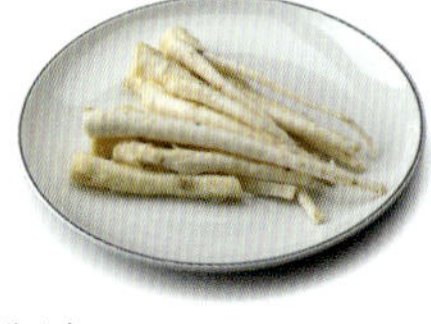

재료

도라지 150g

만드는 법

1 재료를 깨끗이 씻어서 복합원액기에 넣고 즙을 짜 낸다.

효능

호흡기계 질환 예방과 개선

도라지 두유 311kcal

재료

도라지 50g, 콩(삶은 것) 150g, 생수 150ml

만드는 법

1 삶은 콩에 생수를 부어 콩과 물을 함께 스푼으로 복합원액기에 떠 넣는다.
2 잘게 썬 도라지를 사이사이에 넣는다.

효능

기침 가래에 효과, 폐 기능 강화

돌나물 즙 | 두유

봄철 입맛을 확 살려주는 고마운 나물

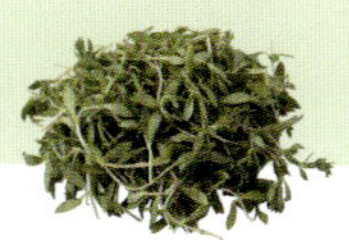

돌나물에는 포도당과 과당 등의 당류와 아스파라긴산(asparaginic acid) · 알라닌(alanine) · 루이신(leucine) · 발린(valine) 등이 함유되어 있고, 식욕 증진과 해독, 이뇨 작용을 하여 급성 간염이나 간경변증 등에 좋은 효과를 나타낸다. 담즙 분비나 배출을 촉진하여 담석증 · 담낭염 치료에도 효과가 좋다. 살균 · 소염 작용이 있어서 급성 기관지염 등의 각종 감염성 질환으로 인한 염증을 제거해 주는 효과도 있다. 또한 돌나물은 우유보다 칼슘 함량이 2배나 더 높아 갱년기 여성에게 자주 나타나는 골다공증에 아주 효과가 좋다. 특히 식욕을 돋우어 주고, 피를 맑게 하는 효능이 있다.

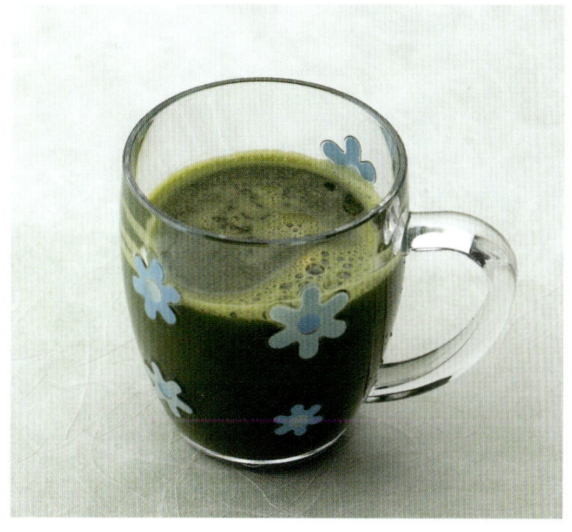

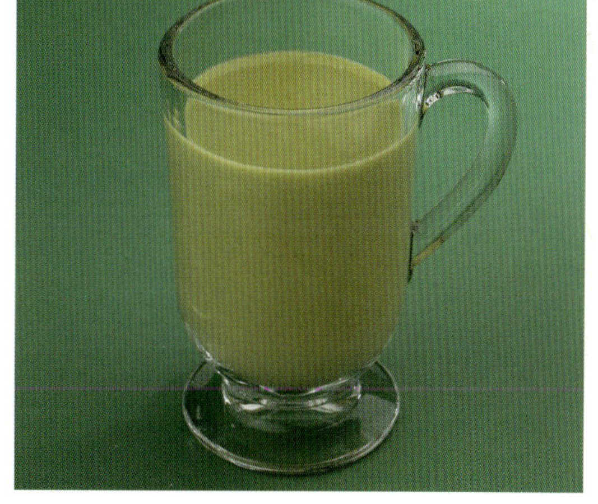

돌나물즙 `28 kcal`

재료

돌나물 200g

만드는 법

1 재료를 깨끗이 씻어서 복합원액기에 넣고 즙을 짜 낸다.

효능

식욕 증진, 염증 완화

돌나물 두유 `268 kcal`

재료

돌나물 50g, 콩(삶은 것) 150g, 생수 150ml

만드는 법

1 삶은 콩에 생수를 부어 콩과 물을 함께 스푼으로 복합원액기에 떠 넣는다.
2 돌나물을 사이사이에 적당히 넣는다.

효능

근력 강화, 노화 예방

마 즙 | 두유

디아스타아제라는 효소 덕분에 소화 흡수에 최고

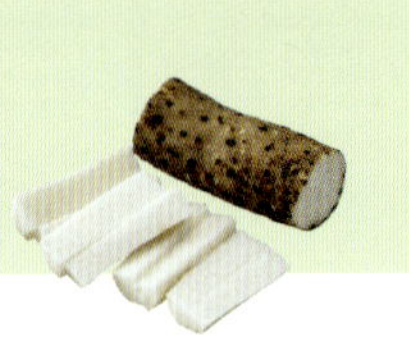

마의 주성분은 당질과 단백질을 비롯한 비타민B_1 · B_2 · C · 콜린 · 사포닌 등이다. 마에는 디아스타아제(diastase)라 불리는 소화 효소가 무의 3배나 들어 있어 소화 흡수가 잘된다. 마는 '산의 뱀장어'라 할 정도로 정력 증강에 효과가 있으며, 위장을 튼튼하게 하고 기력을 회복시키며, 자양 강장 효과가 좋다. 병후 체력 회복에 도움이 되고, 당뇨병에도 효과가 있다. 또한 칼륨이 풍부하여 동맥경화와 고혈압 예방에도 효능이 있다. 마를 잘랐을 때 나오는 끈적끈적한 뮤신(mucin) 성분은 단백질의 흡수를 도와주어 허약 체질이나 몸이 쇠약짐으로써 생기는 피로를 풀어 주고 기력을 증진하는 데 효과가 있다.

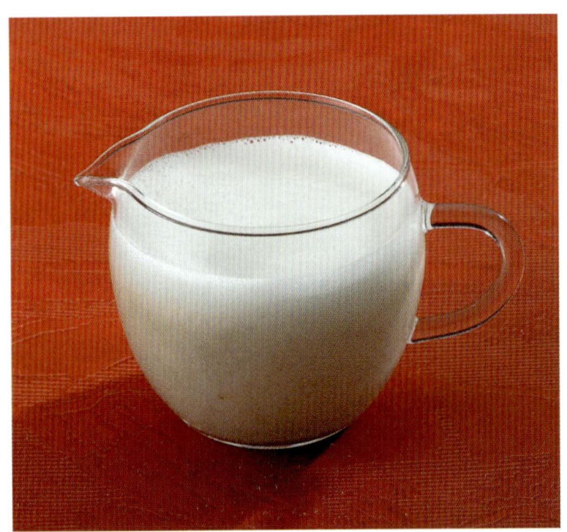

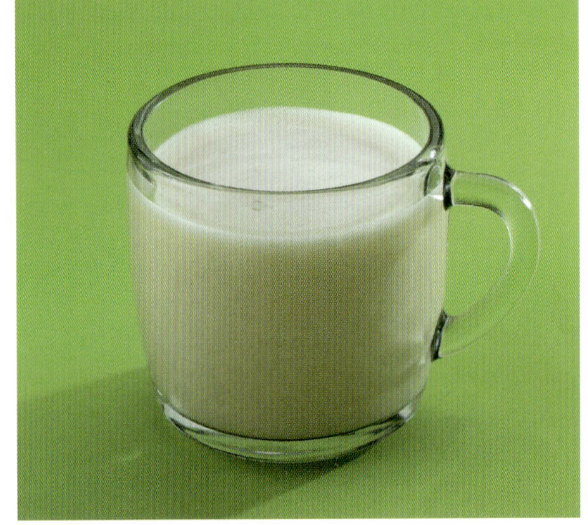

마즙 162kcal

재료

마 200g

만드는 법

1 마는 즙이 끈적거리므로 수분이 많은 오이나 무 등을 혼합하여 복합원액기에 투입하면 점도가 묽어져 잘 흘러나온다.

효능

스태미나 증진, 자양 강장

마 두유 344kcal

재료

마 100g, 콩(삶은 것) 150g, 생수 150ml

만드는 법

1 삶은 콩에 생수를 부어 콩과 물을 함께 스푼으로 복합원액기에 떠 넣는다.
2 7~8등분한 마를 사이사이에 넣는다.

효능

자양 강장, 기력 회복

마늘 두유

전 세계적인 항암 식품의 대명사

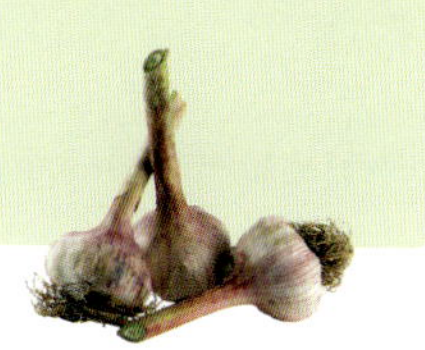

마늘에는 생체 활성 물질인 스코르디닌(scordinin)이 함유되어 있어 신진대사를 촉진하고 강정 작용을 한다. 살균 및 항균 효과가 뛰어나 장내의 부패 작용을 억제하여 식중독을 예방하고, 소화·변비·정장 작용과 함께 암을 예방하는 효과도 있다. 대표적인 성분은 알리신(allicin)으로, 몸속에서 과산화 지방의 생성을 억제하여 노화를 억제하는 효과가 있다. 인체의 면역력과 저항력을 높이는 대표적인 식품이기도 하다. 노화를 늦추고 현대인의 3대 질병인 심혈관 질환·뇌혈관 질환·암과 당뇨병 등을 억제하는 효과가 있다. 안과 질환, 입과 치아 및 혀에 염증이 있거나 열이 많은 사람은 섭취를 피한다.

마늘 두유 294kcal

재료

마늘(익힌 것) 25g
콩(삶은 것) 150g
생수 200ml

만드는 법

1 삶은 콩에 생수를 부어 콩과 물을 함께 스푼으로 복합원액기에 떠 넣는다.
2 익힌 마늘을 사이사이에 넣는다.

효능

고혈압, 식중독, 스태미나 증진, 항암 효과

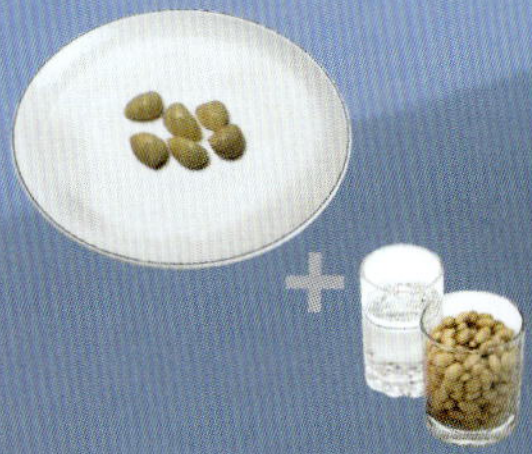

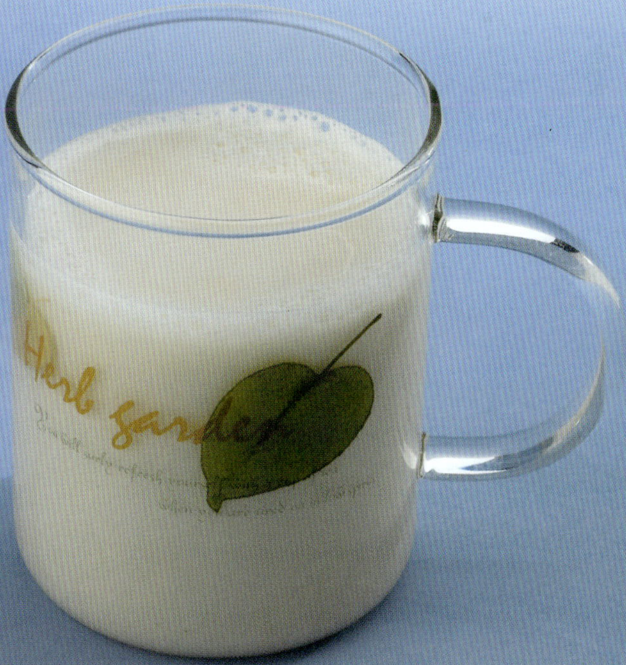

무 즙 | 두유

천연 소화제 기능이 탁월한 밭에서 나는 인삼

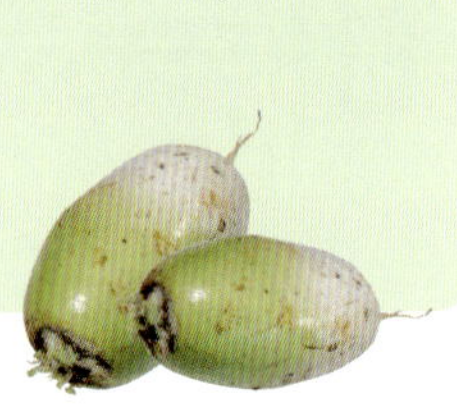

밭에서 나는 인삼으로 알려져 있으며, 예부터 '무를 많이 먹으면 속병이 없다' 고 했을 정도로 소화에 도움을 준다. 이는 무의 뿌리 부분에 소화 효소인 아밀라아제와 비타민C가 다량 함유되어 있기 때문이다. 날 무를 먹고 트림을 하면 고약한 냄새가 나는데, 이것은 이소시아네이트(isocyanate)라는 성분으로, 최근 항암 효과가 인정되면서 주목받고 있다. 무에는 디아스타아제등의 소화 효소와 섬유질이 풍부해서 소화를 촉진하고 위장을 강화하며, 위가 거북하거나 위산 과다 · 숙취 등에도 효과가 좋다. 섬유질은 장을 정리하고 장내 노폐물을 청소하여 대장암도 예방해 준다.

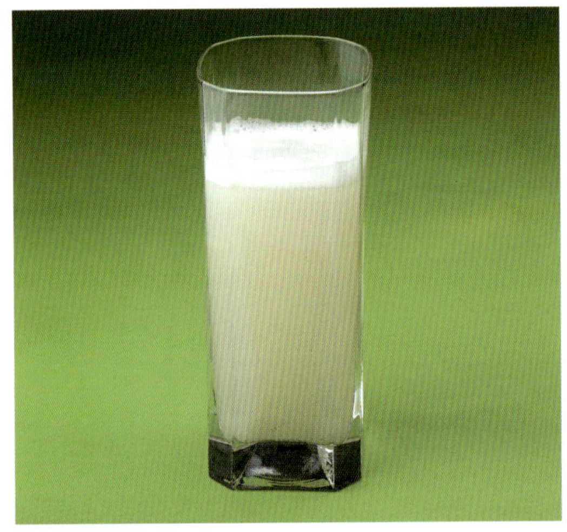

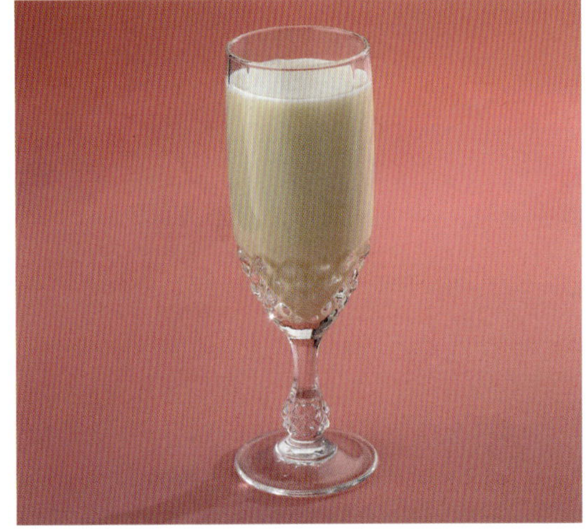

무즙 54kcal

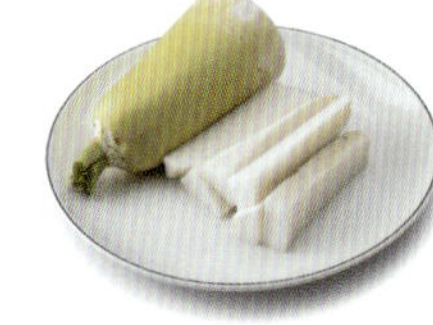

재료

무 300g

만드는 법

1 재료를 깨끗이 씻어서 복합원액기에 넣고 즙을 짜 낸다.

효능

소화 촉진, 위장 기능 강화

무 두유 290kcal

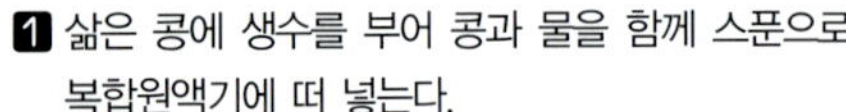

재료

무 150g, 콩(삶은 것) 150g, 생수 100ml

만드는 법

1 삶은 콩에 생수를 부어 콩과 물을 함께 스푼으로 복합원액기에 떠 넣는다.
2 7~8등분한 무를 사이사이에 넣는다.

효능

소화 촉진, 기침 감기 개선, 숙취 해소

미나리 즙 | 두유

숙취 제거와 해독에 최고

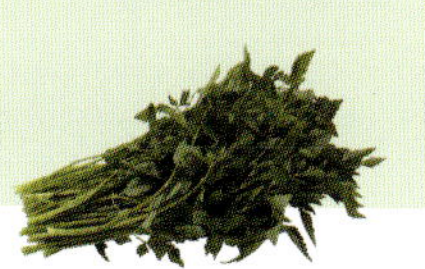

미나리는 해독 작용이 탁월한 채소로 비타민A · B₁ · B₂ · C를 비롯하여 칼슘 · 마그네슘 · 철분 · 섬유질 등의 각종 영양소가 풍부하다. 복어 요리에 미나리를 많이 넣는 것도 미나리의 탁월한 해독 작용 때문이다. 혈압을 낮추어 주고, 장 활동을 촉진하여 변비를 예방하고 위를 튼튼하게 한다. 설사 · 치질 · 대장 질환에 도움을 주고, 피를 맑게 하고 지혈 효과도 있으며, 식욕을 증진시키고 신경 쇠약이나 스트레스 해소에도 도움이 된다. 하지만 강한 맛이 위를 자극할 수 있으므로 궤양 환자들은 섭취를 피하고, 피의 흐름을 빠르게 하므로 알레르기 체질인 사람도 많이 먹지 않도록 주의한다.

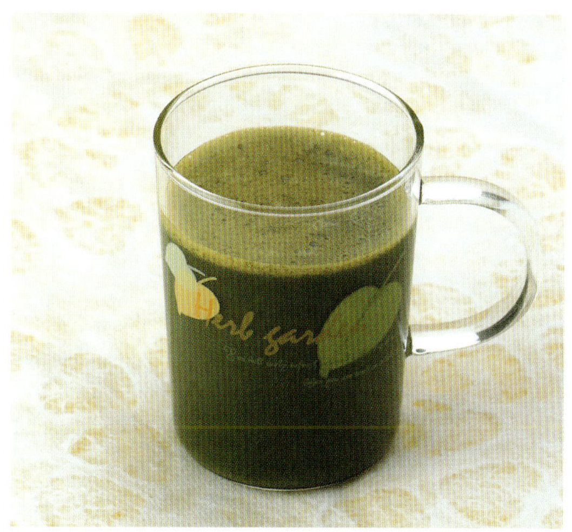

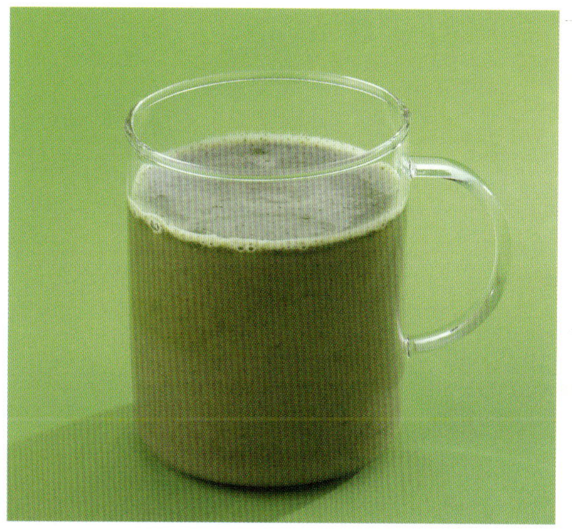

미나리즙 `48kcal`

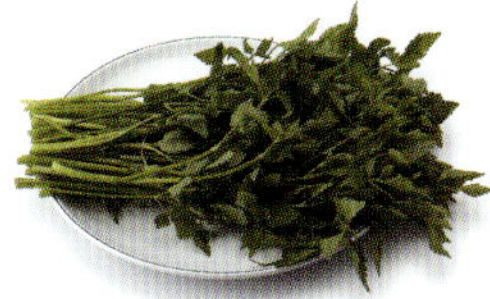

재료

미나리 300g

만드는 법

1 흐르는 물에 재료를 깨끗이 씻어서 녹즙기에 투입하면 즙과 찌꺼기가 분리되어 나온다.

효능

위장 기능 강화, 장 활동 촉진

미나리 두유 `271kcal`

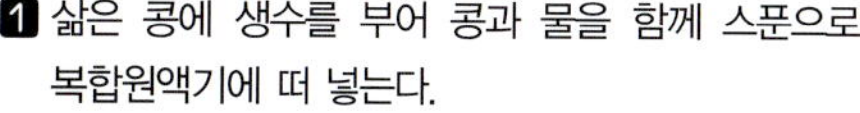

재료

미나리 50g, 콩(삶은 것) 150g, 생수 150ml

만드는 법

1 삶은 콩에 생수를 부어 콩과 물을 함께 스푼으로 복합원액기에 떠 넣는다.
2 미나리를 썰어서 사이사이에 적당히 넣는다.

효능

해독, 혈액 정화

밀싹 즙

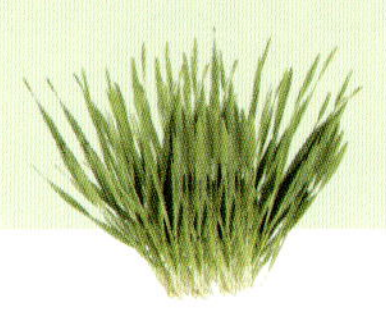

노폐물 제거에 탁월한 효과가 있는, 작지만 강한 채소

밀싹에는 각종 비타민과 미네랄이 풍부하게 함유되어 있고, 항산화 효소인 SOD 효소가 있어 노화 방지 및 항암 효과가 뛰어나다. 피를 맑게 하고 혈액 순환을 원활하게 하여 혈압을 내려 주며, 중금속을 해독하고 모세 혈관을 튼튼하게 하는 효과도 있다. 식이섬유가 풍부해 규칙적인 배설을 도와주며, 변비에도 효과가 탁월하다. 밀싹은 간을 정화하고 원기를 회복시켜 주며, 혈액이 산성화되는 것을 방지하고 혈액에 산소를 공급한다. 몸에 상처가 있거나 좋지 않은 부분이 있으면 림프에 노폐물이 축적되는데, 밀싹은 이러한 노폐물을 분해하고 배출시켜 증상을 완화하고 치유하는 데 많은 도움이 된다.

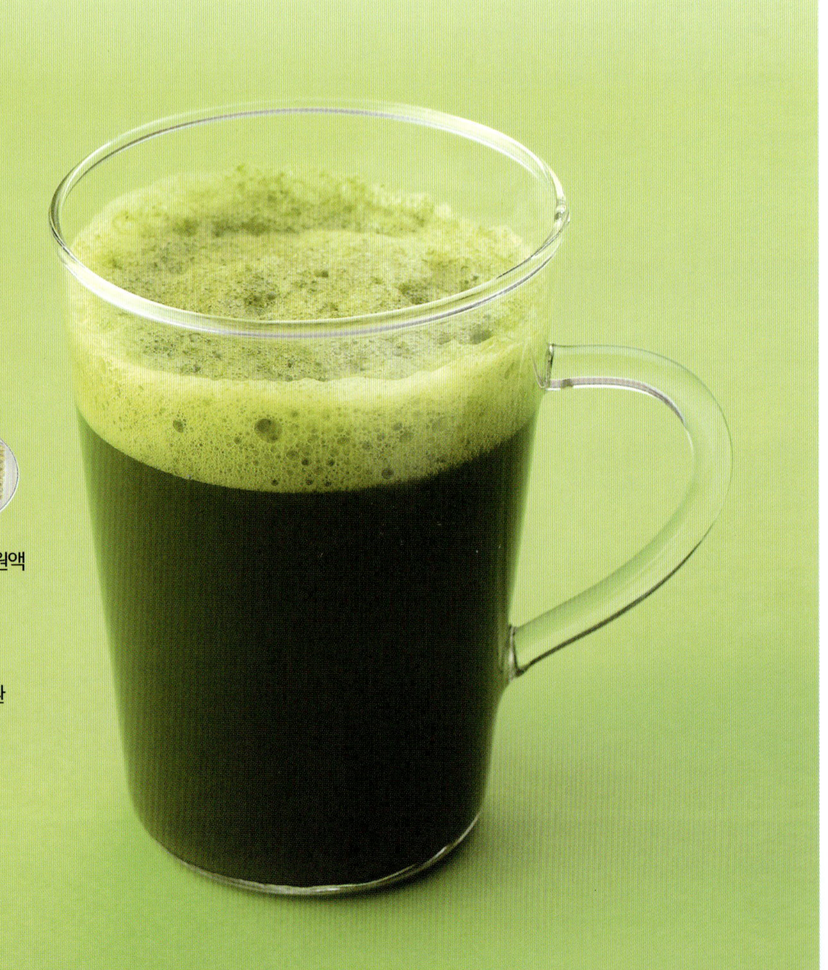

밀싹즙 `39kcal`

재료

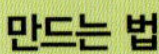

밀싹 300g

만드는 법

1 재료를 깨끗이 씻어서 복합원액기에 넣고 즙을 짜 낸다.

효능

노화 방지, 항암 작용, 혈액 순환

작지만 알차다, 새싹 채소

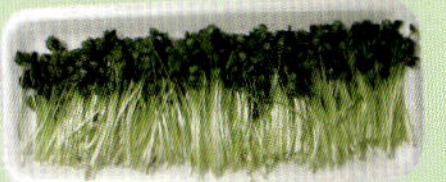

새싹 채소의 정의와 영양소

새싹은 영어로 스프라우츠(sprouts)라고 하며, 싹튼 지 일주일 정도된 아기 채소를 말한다. 크기는 10cm 미만으로, 일반 채소에 비해 작지만 각종 비타민과 무기질·효소·아미노산·셀레늄 등의 함량이 매우 높다. 새싹 채소에는 비타민류와 무기질이 많은데, 그중에서도 채소에 많은 비타민C를 손실 없이 섭취할 수 있다는 것이 가장 큰 장점이다.

추천할 만한 새싹 채소

브로콜리 비타민A를 비롯하여 철분과 칼슘을 고루 갖추고 있으며, 기능성 성분인 유황 화합물 설포라판이 들어 있어 각종 암을 예방하고 위궤양과 위암의 원인이 되는 헬리코박터균에 대항한다.

무순 무 특유의 약간 매운맛이 나며, 새싹 채소가 유행하기 이전부터 식품점에서 판매되었다. 비타민A·C와 칼슘이 풍부해서 샐러드로 많이 이용한다.

배추순 샐러드로 이용하면 좋다. 유황 아미노산인 시스틴이 들어 있어 된장국 등에 넣으면 구수한 향이 난다.

보리순 보리순 싹은 맛이 순하고 향긋하다. 엽산과 철분이 풍부해서 빈혈에 좋고, 혈당치를 낮춰 주므로 당뇨 환자에게도 좋다.

메밀 혈관에 좋은 플라보노이드인 루틴 성분이 들어 있는데, 메밀 싹은 루틴 함량이 20~30배 정도 많다고 한다. 단맛이 나므로 생으로 먹어도 좋고, 나물이나 국거리로 이용해도 좋다.

부추 즙 | 두유

녹용보다 좋은 봄철 최고의 정력 채소

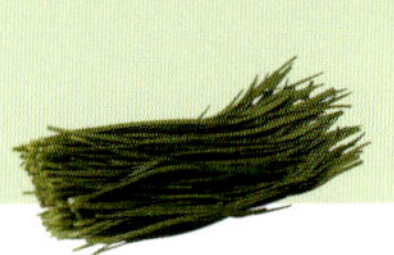

봄철 처음 올라오는 부추는 녹용보다 더 좋은 정력 채소라고 알려져 있을 정도로 오장을 편안하게 하고 냉증을 몰아내며 남자들의 양기를 돋우어 준다고 한다. 부추에는 칼슘·철분·칼륨 등의 미네랄과 비타민B$_1$·B$_2$·C·E·베타카로틴·식이섬유·엽산 등이 풍부하여 노화를 방지하는 효과가 탁월하다. 다른 채소에 비해 철분 함량이 높아 조혈 작용을 돕고, 소화를 돕고 장을 튼튼하게 하며, 피를 맑게 하는 효과도 있다. 설사·치질·냉증·변비 치료에도 효과적이다. 암을 예방하는 항산화 효과가 있는 셀레늄과 클로로필이 풍부한 강력한 항암 식품이다.

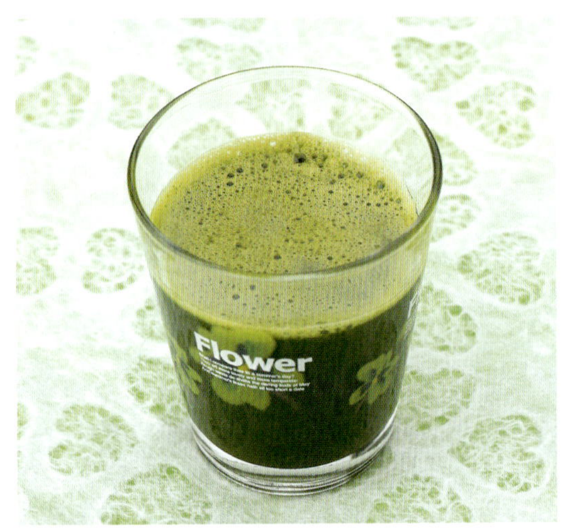

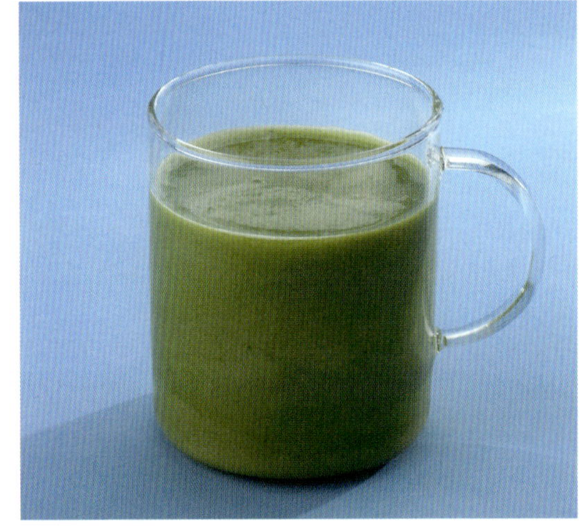

부추즙 `63 kcal`

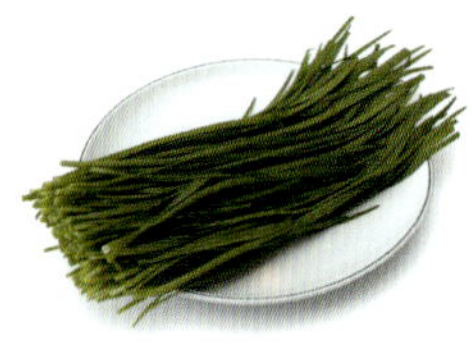

재료

부추 300g

만드는 법

1. 재료를 깨끗이 씻어서 복합원액기에 넣고 즙을 짜 낸다.
2. 원액은 마시기 어려우므로 다른 과일과 섞거나 생수 등에 희석하여 마시는 것이 좋다.

효능

스태미나 증강, 조혈 작용

부추 두유 `273 kcal`

재료

부추 50g, 콩(삶은 것) 150g, 생수 150ml

만드는 법

1. 삶은 콩에 생수를 부어 콩과 물을 함께 스푼으로 복합원액기에 떠 넣는다.
2. 부추를 사이사이에 적당히 넣는다.

효능

강정, 피로 회복

브로콜리 즙 | 두유

풍부한 비타민C와 항암 효과까지

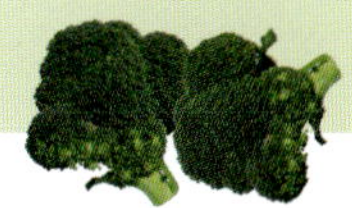

암예방 효과가 뛰어난 채소로 꼽히면서 전 세계적으로 주목받고 있는 건강 식품이다. 브로콜리에 풍부한 셀레늄은 노화를 촉진하는 활성 산소를 중화시키는 작용을 할 뿐만 아니라 항암 작용이 탁월하다고 알려져 있다. 그 밖에도 면역 체계를 강화하여 질병을 예방하고 어린이 성장 발육을 촉진시키며, 고혈압과 심장병 등 각종 생활습관병 예방에도 효과적이다. 베타카로틴이나 인돌 화합물은 암 예방뿐만 아니라 노화 방지와 생활습관병 예방에도 관련한다. 비타민C 함유량이 채소 중 으뜸으로 레몬의 2배, 감자의 7배에 이르고, 스트레스 해소와 피부 미용 · 빈혈 · 면역력 증강에도 효능이 있다.

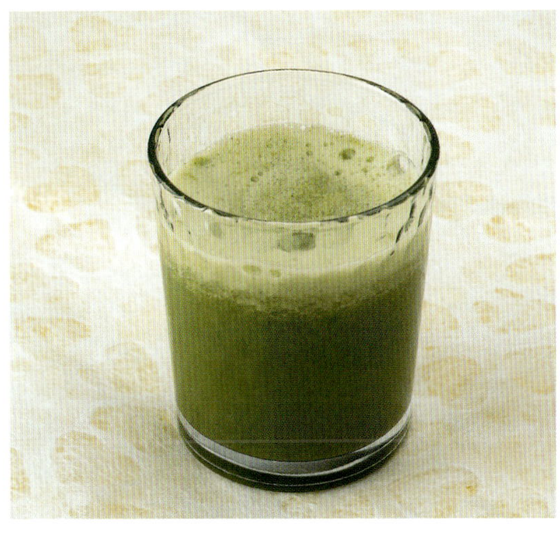

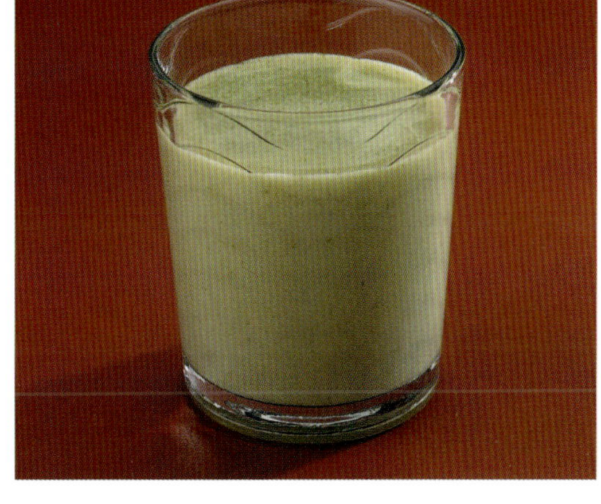

브로콜리즙 **70**kcal

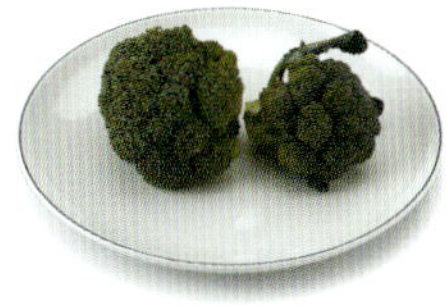

재료

브로콜리 250g

만드는 법

1 재료를 깨끗이 씻어서 복합원액기에 넣고
즙을 짜 낸다.

효능

암 예방, 각종 생활습관병 예방

브로콜리 두유 **291**kcal

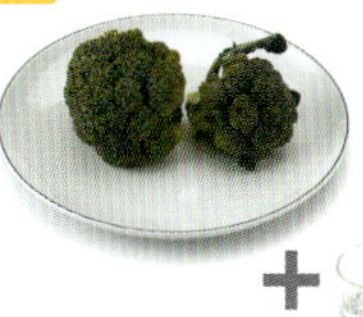

재료

브로콜리 100g, 콩(삶은 것) 150g,
생수 150ml

만드는 법

1 삶은 콩에 생수를 부어 콩과 물을 함께 스푼으로
복합원액기에 떠 넣는다.
2 브로콜리를 사이사이에 적당히 넣는다.

효능

암 예방, 생활습관병 예방

비트 즙 | 두유

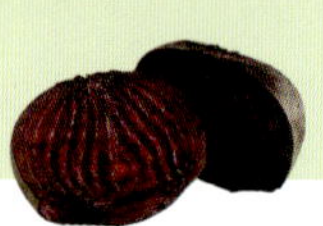

간을 깨끗하게 하는 청소부이자 항빈혈 식품

비트에는 비타민B_1 · B_2 · C를 비롯한 비타민과 나트륨 · 칼슘 · 칼륨 · 염소 등의 미네랄이 풍부하다. 철분 함량이 크지는 않지만 그 효능이 강해서 적혈구 생성뿐만 아니라 혈액 조절에도 좋으며, 특히 간을 깨끗하게 청소해 주어 빠른 회복을 돕는다. 혈액 부전을 조절하고, 월경 장애와 빈혈에도 효과가 좋다. 염소 성분은 간장 정화 작용을 한다. 모든 결석 예방은 물론 담석이나 신결석 같은 가벼운 정도의 결석은 깨끗하게 제거한다. 골격 형성 및 유아 발육에도 효과가 있으며, 치아를 튼튼하게 하는 효능도 있다.

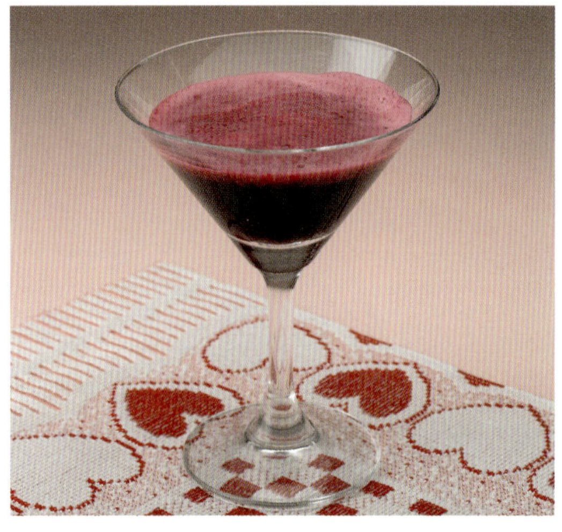

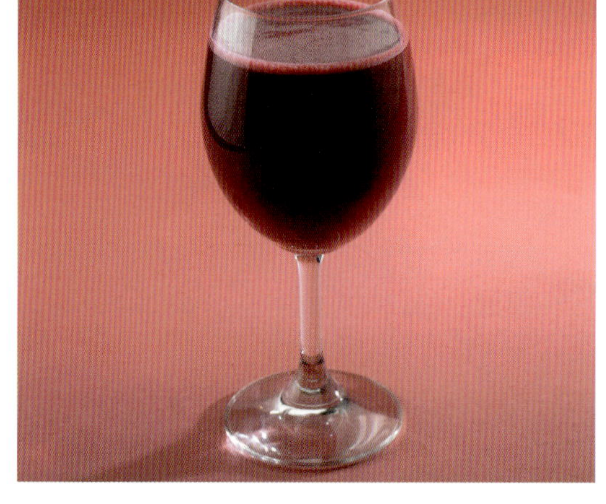

비트즙 102kcal

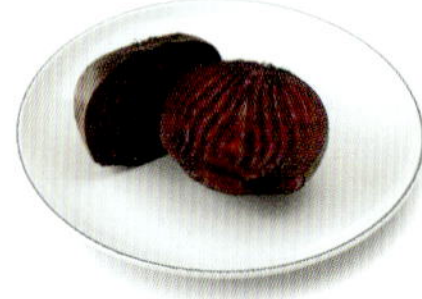

재료

비트 300g

만드는 법

1 비트는 육질이 단단하므로 작게 토막 내어 복합원액기로 즙을 짜 낸다.

2 비트로만 만든 주스를 마시면 어지럼증이나 구토 증상이 나타날 수 있으므로 다른 재료와 섞어 만드는 것이 좋다.

효능

결석 제거, 적혈구 생성

비트 두유 297kcal

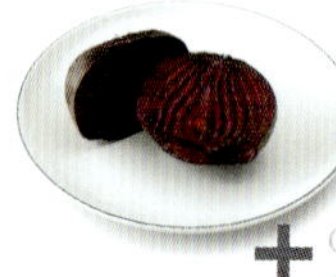

재료

비트 100g, 콩(삶은 것) 150g, 생수 150ml

만드는 법

1 삶은 콩에 생수를 부어 콩과 물을 함께 스푼으로 복합원액기에 떠 넣는다.

2 7~8등분한 비트를 사이사이에 넣는다.

효능

보혈 작용, 강장 작용

생강 두유

몸을 따뜻하게 하고 살균 효과도 탁월

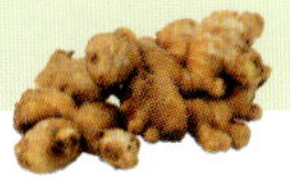

생강즙은 감기·기침·천식·현기증·두통·구역질 등에 효과가 있다. 성질이 따뜻하여 발한 작용을 하며, 식욕을 증진하고 소화를 촉진하며 위와 폐를 건강하게 한다. 여름에는 식욕 증진제나 식중독 방지용으로, 겨울에는 몸을 보온하고 감기를 예방하는 식품으로 사용한다. 항염 작용을 하고 멀미를 예방하며, 설사·구토·치통 등에 효과가 있어 예부터 다양하게 이용되어 왔다. 음식에 독특한 향미를 더해 주지만 체지방을 감소하는 효과도 함께 얻을 수 있으므로 자연스레 다이어트에도 도움이 된다. 하지만 다량 섭취하면 운동 중추의 마비를 일으킬 수 있으므로 과잉 섭취하지 않는 것이 좋다.

생강 두유 `268kcal`

재료

생강 10g
콩(삶은 것) 150g
생수 200ml

만드는 법

1. 삶은 콩에 생수를 부어 콩과 물을 함께 스푼으로 복합원액기에 떠 넣는다.
2. 7~8등분한 생강을 사이사이에 넣는다.

효능

소화 및 식욕 증진, 감기 예방

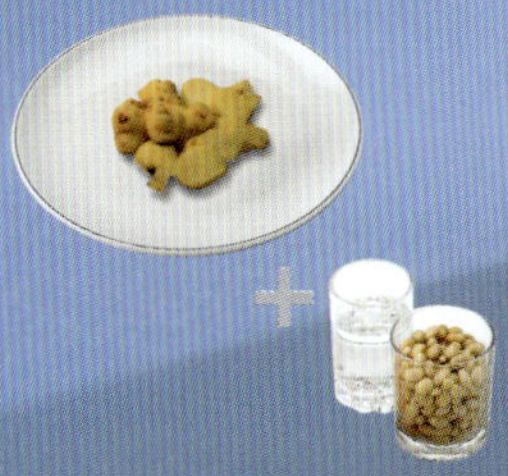

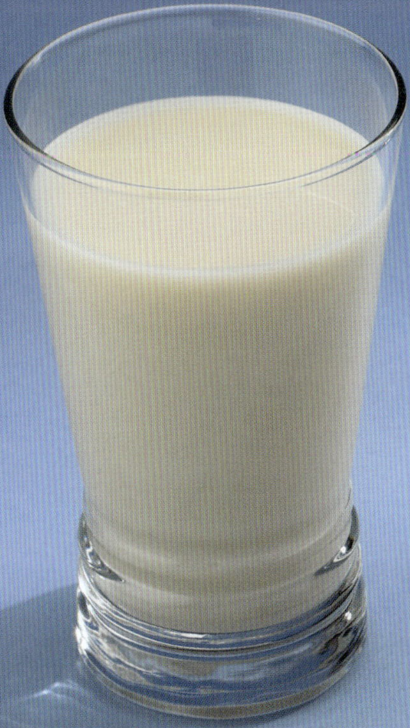

셀러리 즙 | 두유

신경을 안정시키고 두통 해소에 탁월

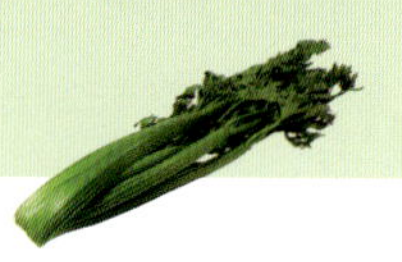

셀러리에는 비타민A · B₁ · B₂ · C가 풍부하고, 칼슘 · 철 · 칼륨 · 마그네슘 등의 각종 미네랄이 함유되어 있다. 특유의 향은 식욕을 증진하고 피로를 풀어 주며 발한 및 이뇨 · 보온 작용을 한다. 풍부한 섬유질은 배변을 돕고 콜레스테롤 수치를 떨어뜨려 노화 예방 · 변비 해소 · 암 예방 등의 작용을 한다. 기초 체력을 증강시키고 혈액을 정화해 주므로 스태미나 증강과 미용에도 효과적이다. 신경 안정과 식중독 예방 · 갱년기 장애 · 당뇨 · 신경통 등에도 효과가 크고, 풍부하게 들어 있는 마그네슘과 철분은 혈액 생성을 도와준다. 셀러리 즙은 체온을 정상화시키는 기능이 있어 여름에 마시면 특히 효과적이다.

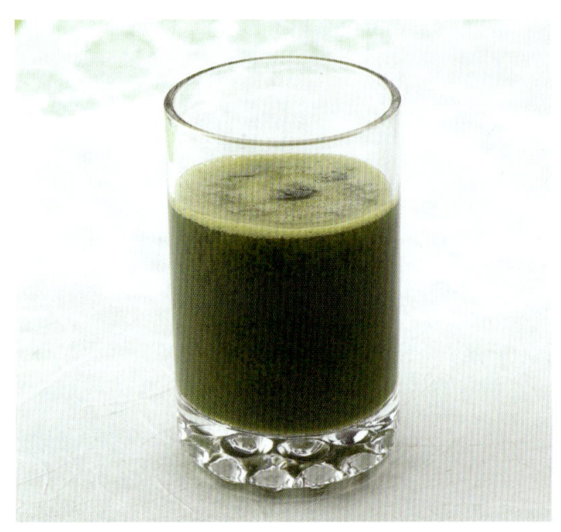

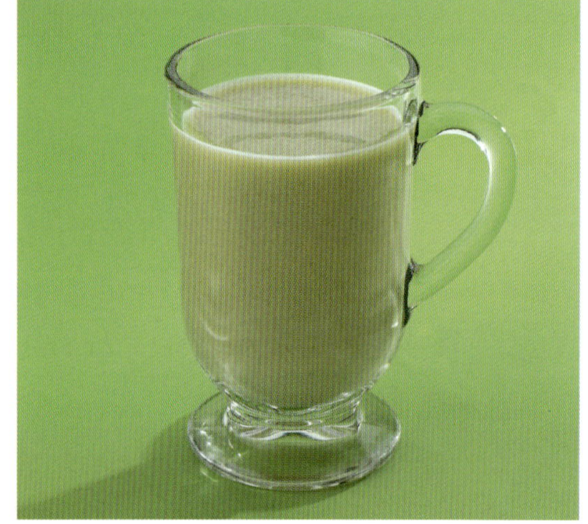

셀러리즙 `66 kcal`

재료

셀러리 300g

만드는 법

1 흐르는 물에 재료를 깨끗이 씻어서
   녹즙기에 투입하면 즙과 찌꺼기가 분리되어 나온다.

효능

신경 안정, 식욕 증진

셀러리 두유 `285 kcal`

재료

셀러리 100g, 콩(삶은 것) 150g,
생수 150ml

만드는 법

1 삶은 콩에 생수를 부어 콩과 물을 함께 스푼으로
   복합원액기에 떠 넣는다.
2 셀러리를 썰어 사이사이에 적당히 넣는다.

효능

스트레스 해소, 정장 작용, 변비 개선

솔잎 즙 | 두유

신선들도 즐겨 찾았다는 웰빙 건강 식품

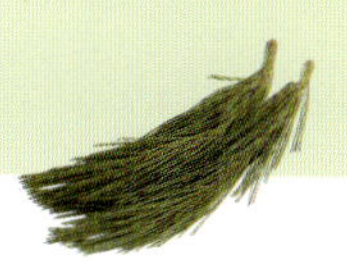

솔잎에는 비타민A · C · K · 엽록소 · 칼슘 · 철분과 다양한 효소들이 함유되어 있다. 솔잎의 주성분인 테르펜(terpene)은 불포화 지방산의 하나로, 콜레스테롤을 저하시키고 말초 혈관을 확장시켜 호르몬 분비를 높이고 피를 맑게 하여 고혈압과 동맥경화 예방 및 치료 효과가 뛰어나다. 글리코겐(glycigen)이라는 성분은 강정제로, 혈당을 낮추는 효과가 있어 당뇨에 도움이 되고, 엽록소와 타닌 성분은 소화 기능을 도울 뿐만 아니라 살균 작용도 한다. 맛은 쓰지만 성질은 따뜻하고 독이 없어 체질과 무관하게 두루두루 이용할 수 있다는 장점이 있다.

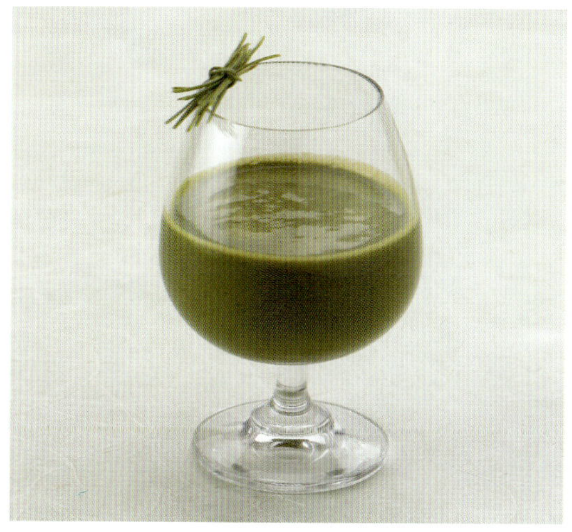

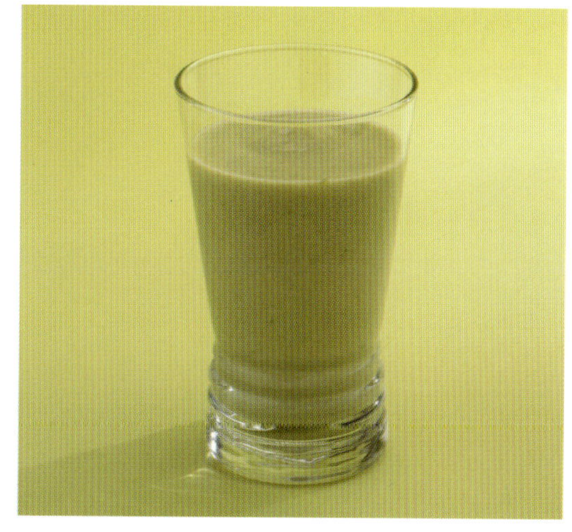

솔잎즙 171kcal

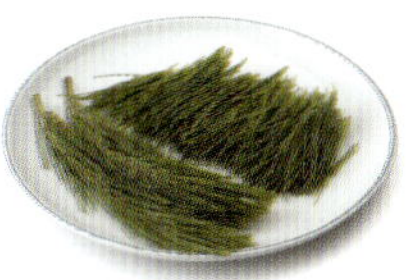

재료

솔잎 150g

만드는 법

1. 솔잎은 끈적끈적한 송진 성분이 많아 잘 흘러내리지 못하므로 수분이 있는 다른 재료와 섞어서 복합원액기에 투입한다.
2. 원액은 마시기 힘들므로 요구르트 등에 희석해서 마시는 것이 좋다.

효능

콜레스테롤 저하, 고혈압 및 동맥경화 예방

솔잎 두유 320kcal

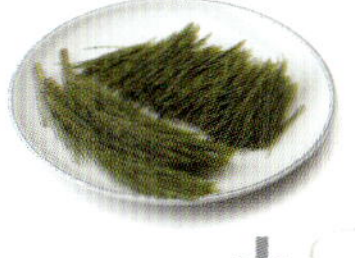

재료

솔잎 50g, 콩(삶은 것) 150g, 생수 200ml

만드는 법

1. 삶은 콩에 생수를 부어 콩과 물을 함께 스푼으로 복합원액기에 떠 넣는다.
2. 솔잎을 사이사이에 적당히 넣는다.

효능

당뇨 · 고혈압 등의 생활습관병 예방과 개선, 해독 작용

수삼 즙 | 두유

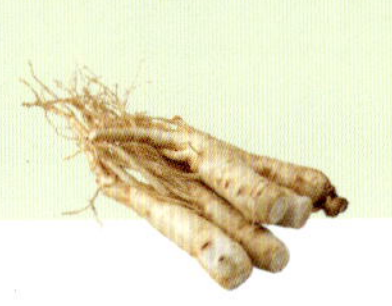

예부터 귀하게 여겨져 온 만병통치약이자 장수 식품

인삼은 예부터 만병통치의 명약으로 여겨 온 약용 식품으로, 꾸준히 복용하면 몸이 가뿐해지며 장수 (長壽)한다고 한다. 원기를 돋우고 위를 튼튼하게 하며 식은땀을 흘리는 데 좋고, 정상적인 인체에 작용하기보다는 비정상적인 상태를 정상으로 회복시켜 주는 효과가 훨씬 크다. 인삼의 여러 가지 효능은 인삼 특유의 성분인 20여 종의 사포닌에 의한 것으로 추정된다. 신진대사를 촉진하여 원기를 회복하고 허약 체질을 개선하며, 스태미나 증진·스트레스 해소·피로 회복·동맥경화 예방·고혈압 예방·당뇨·빈혈·피부 미용·항암 작용 등의 효과가 있다.

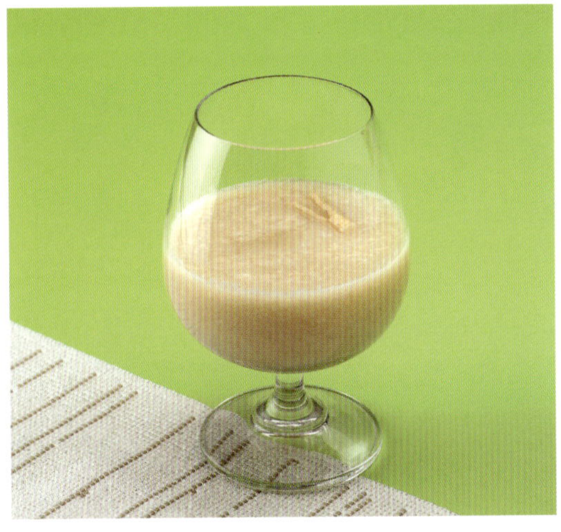

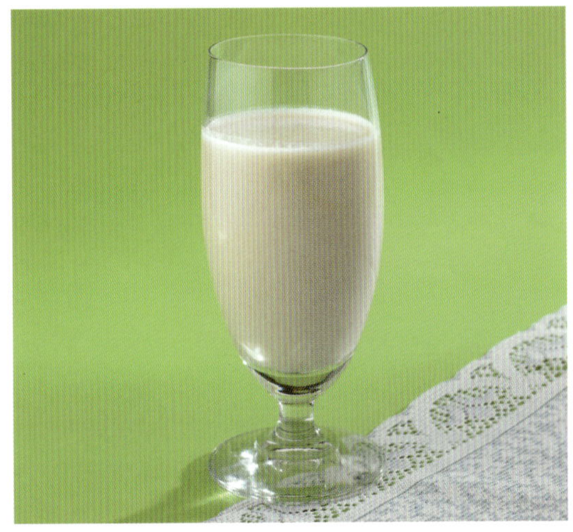

수삼즙 `98 kcal`

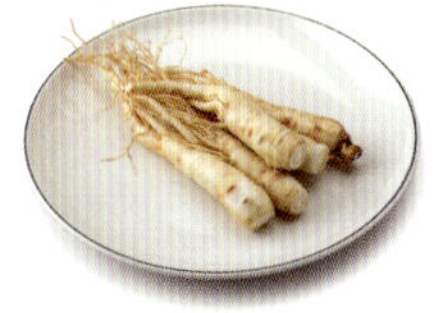

재료

수삼 100g

만드는 법

1. 수삼은 즙의 양이 작고 끈적끈적해서 수분이 많은 채소나 과일을 섞어 복합원액기에 투입하는 것이 좋다.

효능

원기 회복, 항암 작용

수삼 두유 `312 kcal`

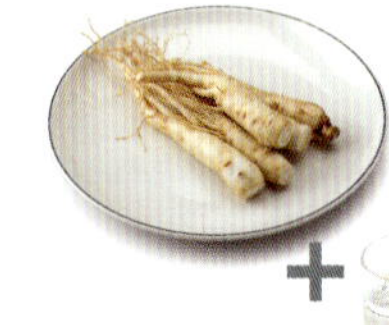

재료

수삼 50g, 콩(삶은 것) 150g, 생수 150ml

만드는 법

1. 삶은 콩에 생수를 부어 콩과 물을 함께 스푼으로 복합원액기에 떠 넣는다.
2. 잘게 썬 수삼을 사이사이에 넣는다.

효능

두뇌 건강, 원기 회복, 빈혈 예방

시금치 즙 | 두유

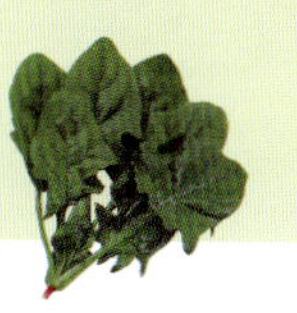

칼슘이 풍부한 식품과 먹으면 효과가 더욱 증강

시금치에는 칼슘과 철분·엽산이 풍부해서 빈혈 증상이 있는 사람이나 성장기 어린이에게 좋다. 비타민C도 풍부하여 피부 미용과 노화 억제 효과도 있다. 항산화 작용을 하는 카로틴은 면역력을 강화하여 감염을 예방하며, 강력한 항암 성분인 루테인(lutein)은 폐암·유방암·식도암·위암·대장암 등의 각종 암 예방에 효과가 있다. 시금치는 고비타민·고미네랄 채소로, 뱅어포나 참깨 등 칼슘이 풍부한 식품을 곁들여 먹으면 그 효과가 훨씬 커진다. 시금치가 결석을 생성한다는 말 때문에 시금치 섭취를 꺼리는 사람들도 있는데, 생활 속에서 일반적으로 섭취하는 양으로는 크게 문제되지 않는다.

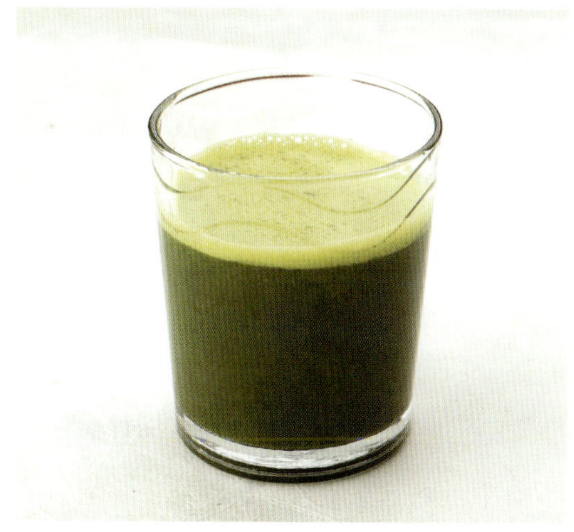

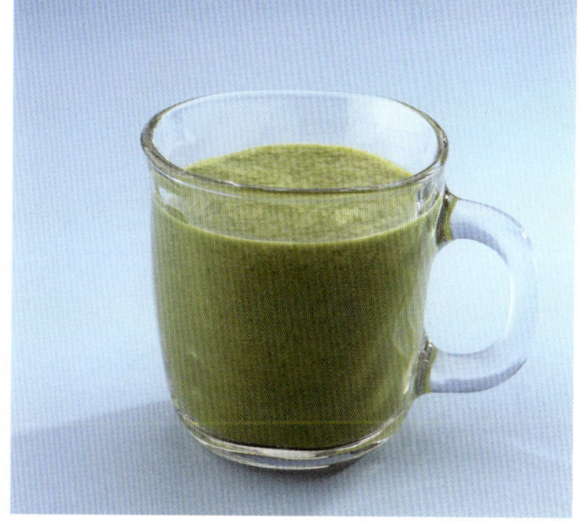

시금치즙 `81 kcal`

재료

시금치 300g

만드는 법

1 재료를 깨끗이 씻어서 복합원액기에 넣고 즙을 짜 낸다.

효능

빈혈 예방, 노화 예방

시금치 두유 `276 kcal`

재료

시금치 50g, 콩(삶은 것) 150g, 생수 150ml

만드는 법

1 삶은 콩에 생수를 부어 콩과 물을 함께 스푼으로 복합원액기에 떠 넣는다.
2 시금치를 사이사이에 적당히 넣는다.

효능

빈혈 예방 및 치료

신선초 즙 | 두유

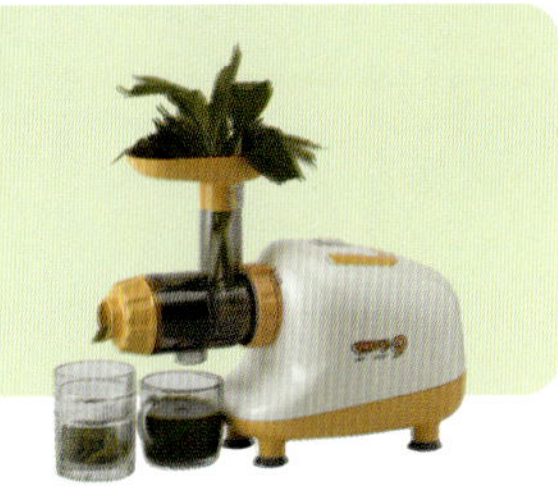

먹으면 먹을수록 익숙해지는 맛

신선초는 일명 명일엽·선삼초라고도 한다. 신선초에는 사람에게 유용한 여러 가지 성분들이 골고루 함유되어 있다. 비타민A·B1·B2·B12·C·D 등의 각종 비타민과 유기 게르마늄·칼슘·철·엽산·엽록소·사포닌·플라보노이드 등이다. 유기 게르마늄과 플라보노이드는 혈액을 정화하고 악성 콜레스테롤을 제거하며 혈압을 정상화시키는 작용을 하고, 간 기능을 활성화한다. 변비와 치질에도 효과가 있으며, 이뇨 작용을 하여 부종을 가라앉히고 신장 기능을 활성화해 준다. 인슐린 분비를 촉진하여 당뇨병 치료에도 도움이 된다. 강력한 항산화 작용으로 암 세포의 성장도 막아 준다.

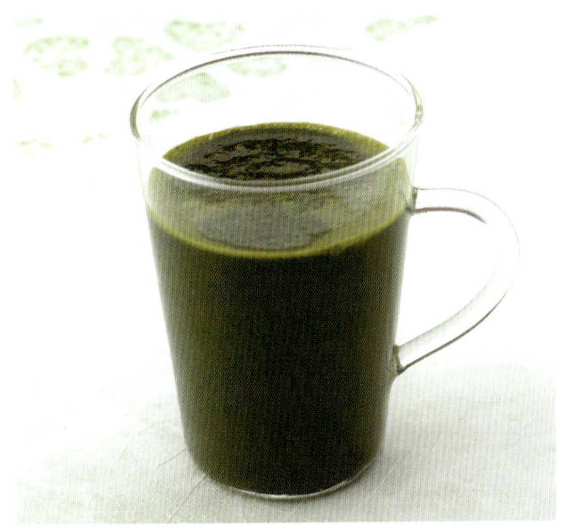

신선초즙 `171kcal`

재료

신선초 300g

만드는 법

1 흐르는 물에 재료를 깨끗이 씻어서 녹즙기에 투입하면 즙과 찌꺼기가 분리되어 나온다.

효능

혈액 정화, 항암 작용

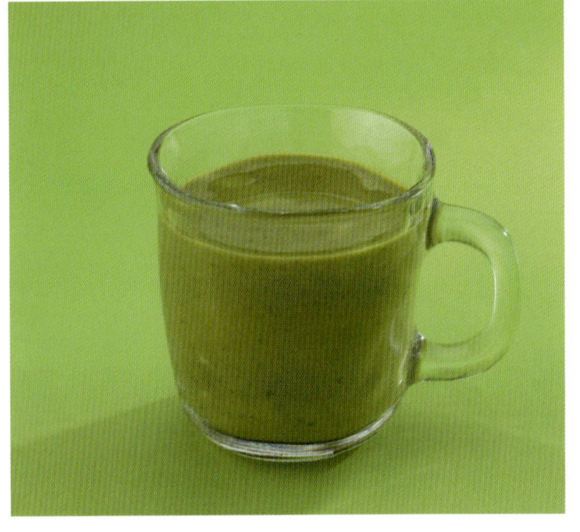

신선초 두유 `291kcal`

재료

신선초 50g, 콩(삶은 것) 150g, 생수 150ml

만드는 법

1 삶은 콩에 생수를 부어 콩과 물을 함께 스푼으로 복합원액기에 떠 넣는다.
2 신선초를 썰어서 사이사이에 적당히 넣는다.

효능

간 기능 강화, 항암 작용

쑥 즙 | 두유

부인병에 효과가 좋은, 여성을 위한 건강 채소

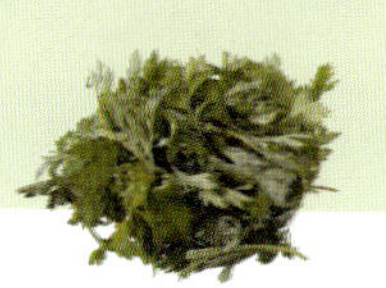

쑥에는 짙은 엽록소 성분과 비타민A · B_1 · B_2 · C와 철분 · 칼슘 · 칼륨 · 인 등이 다량 함유되어 있다. 카로틴 · 비타민B_2 · 칼슘의 작용으로 피부의 저항력을 상승시켜 여드름 · 습진 · 부스럼을 치료해 준다. 봄철 식욕을 증진하고, 미네랄 · 비타민 · 식이섬유가 풍부해 정장 작용을 하며, 배변을 원활하게 하고, 몸속의 노폐물을 배출시키고 혈액을 정화하여 고혈압에 좋은 효능을 나타낸다. 최근에는 항암 효과가 있다는 사실이 알려지면서 주목받고 있다. 성질이 따뜻해서 자궁 기능을 강화해 주어 생리 불순과 생리통 등 부인병에 효과적인, 여성을 위한 채소이기도 하다.

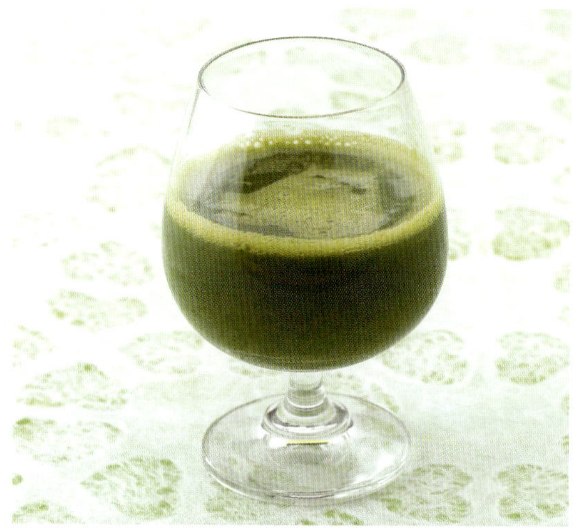

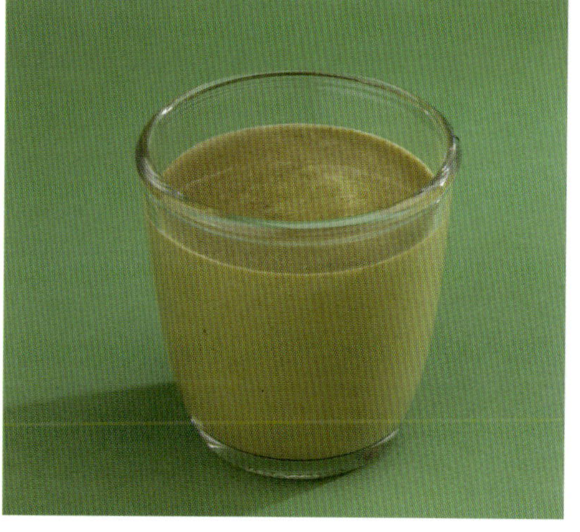

쑥즙 `204kcal`

재료

쑥 300g

만드는 법

1 재료를 깨끗이 씻어서 복합원액기에 넣고 즙을 짜 낸다.

효능

식욕 증진, 정장 작용

쑥 두유 `297kcal`

재료

쑥 50g, 콩(삶은 것) 150g, 생수 150ml

만드는 법

1 삶은 콩에 생수를 부어 콩과 물을 함께 스푼으로 복합원액기에 떠 넣는다.
2 쑥을 사이사이에 적당히 넣는다.

효능

폐 기능 강화, 혈액 정화

쑥갓 즙 | 두유

맛과 향이 깔끔한 알칼리성 식품

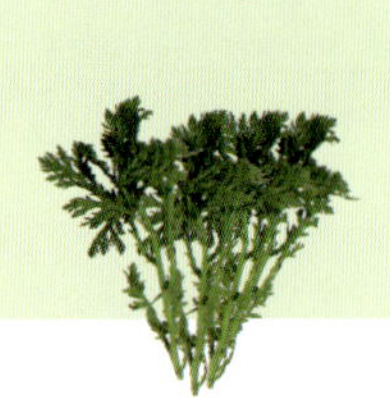

독특한 향이 일품인 쑥갓에는 비타민A · B₁ · B₂ · C를 비롯하여 칼슘 · 철분 · 칼륨 등의 미네랄이 가득하다. 비타민A인 카로틴은 야맹증에 효과가 있고 거친 피부에 윤기를 더해 주며, 칼슘은 신경을 안정시키는 효과가 있다. 칼륨은 혈압을 떨어뜨려 심장 기능을 활성화하여 중풍을 예방한다. 독특한 향은 자율 신경에 작용하여 위를 따뜻하게 하고 장을 튼튼하게 하며, 변비를 해소해 준다. 녹색 채소에는 혈중 콜레스테롤을 감소시키는 엽록소가 풍부한데, 쑥갓의 엽록소는 가열한 뒤에도 70% 이상 남아 있어 잔존률이 시금치보다 우수하다. 인보다는 칼슘이 많지만 수산이 약간 들어 있어 칼슘의 흡수율은 약간 떨어진다.

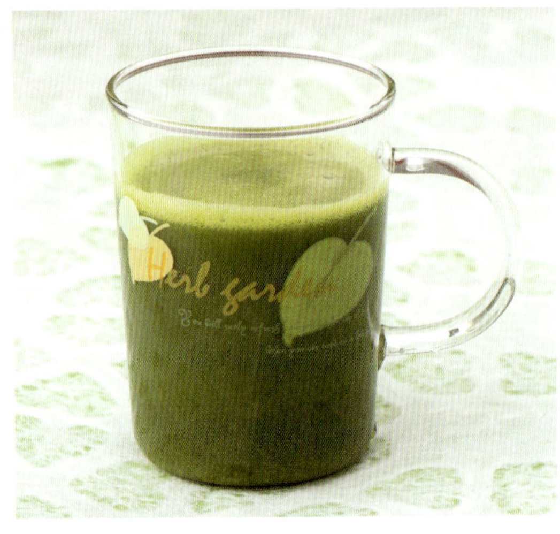

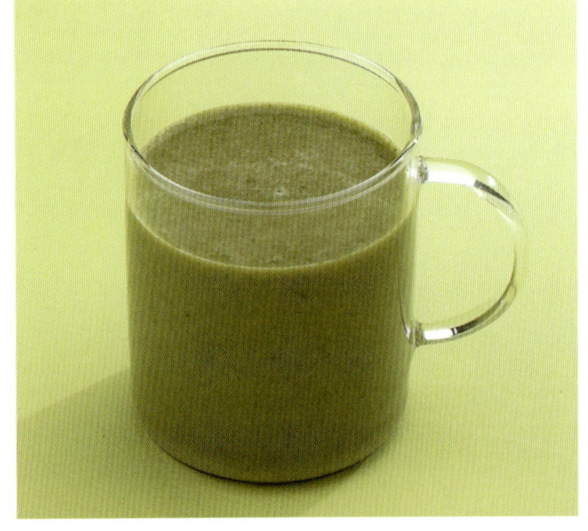

쑥갓즙 63kcal

재료

쑥갓 300g

만드는 법

1 재료를 깨끗이 씻어서 복합원액기에 넣고 즙을 짜 낸다.

효능

신경 안정, 장 기능 강화

쑥갓 두유 273kcal

재료

쑥갓 50g, 콩(삶은 것) 150g, 생수 150ml

만드는 법

1 삶은 콩에 생수를 부어 콩과 물을 함께 스푼으로 복합원액기에 떠 넣는다.
2 쑥갓을 사이사이에 적당히 넣는다.

효능

건위, 강장, 고혈압 예방

알로에 즙 | 두유

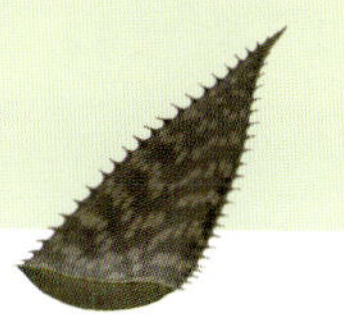

피부 미용의 재료로 탁월한 여성의 동반자

알로에는 다양한 치료 효과가 있는데, 그중에서도 궤양과 상처 치유가 가장 대표적이다. 알로에의 끈적끈적한 성분은 알로에우르싱이라는 강력한 항궤양 성분으로, 손상된 위벽의 상처를 치유하고 세포를 재생시켜 준다. 소염·해독 작용을 하고, 내장 기능을 항진시켜 이뇨·소화 촉진·변비 치료에 효과가 있으며, 젤라틴질이라는 점액질은 항암 작용을 한다. 혈액 속의 콜레스테롤 양을 줄여 혈압을 정상화해 주고, 모세혈관을 확장시켜 혈액 순환을 촉진하며, 멜라닌 색소 형성 억제 효과로 피부 미용에 효능이 있다. 하지만 생리중인 여성은 모세혈관 확장 기능으로 과다 출혈이 일어날 수 있으므로 피하는 것이 좋다.

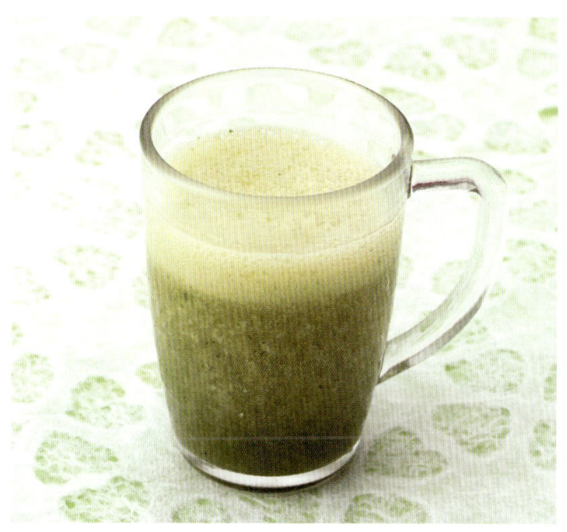

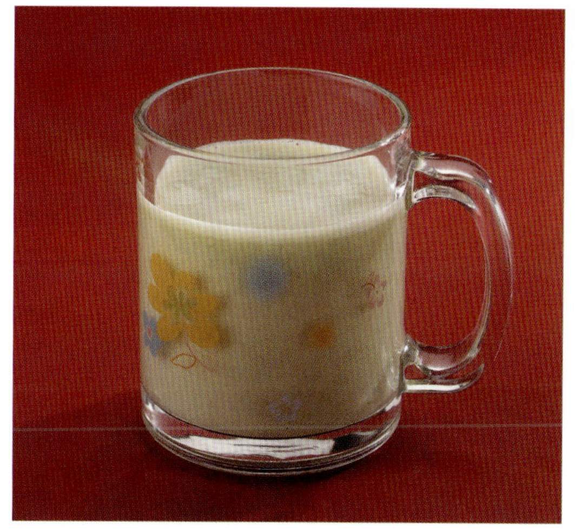

알로에즙 `12 kcal`

재료

알로에 150g

만드는 법

1. 알로에 즙은 끈적끈적하므로 수분이 많은 채소(오이나 무)나 과일(배나 참외) 등과 섞어 복합원액기에 투입하면 잘 흘러나온다.

※ 얼룩무늬의 사포나리아가 쓴맛이 적어 마시기 좋다.

효능

혈액 순환, 상처 치유, 항암 작용, 위궤양

알로에 두유 `270 kcal`

재료

알로에 100g, 콩(삶은 것) 150g, 생수 150ml

만드는 법

1. 삶은 콩에 생수를 부어 콩과 물을 함께 스푼으로 복합원액기에 떠 넣는다.
2. 7~8등분한 알로에를 사이사이에 넣는다.

효능

위·십이지장궤양 예방과 개선, 피부 미용

양배추 즙 | 두유 | 우유

위궤양 치료의 일인자, 비타민U 풍부

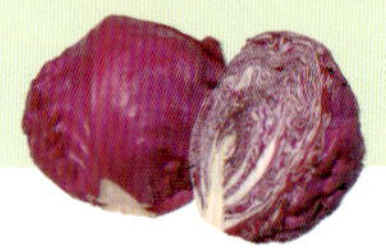

양배추의 특수한 성분인 비타민U는 위와 십이지장의 점막을 낮게 하는 효능이 있다. 그래서 위궤양이나 십이지장궤양 증상이 있을 때 양배추 주스를 마시면 좋다. 비타민C도 풍부하여 감기를 예방하고 피로를 풀어 주며, 스트레스 해소에도 도움이 된다. 식이섬유가 풍부하여 변비 해소나 피부 미용에도 효과가 좋으며, 비타민K도 들어 있어서 골다공증 예방에 도움이 된다. 발암 물질을 억제하는 이소티오시아네이트라는 성분은 위암이나 대장암 예방에 효과적이다. 붉은색을 띤 적채도 양배추와 성분이나 효능 면에서 비슷하다. 비타민U는 열을 가하면 파괴될 우려가 있으므로 생으로 먹거나 갈아서 마시는 것이 좋다.

양배추즙 `67 kcal`

재료

양배추 350g

만드는 법

1. 재료를 깨끗이 씻어서 복합 원액기에 넣고 즙을 짜 낸다.
2. 양배추의 녹색 부분이 흰 부분보다 비타민C가 2배 많으므로 버리지 말고 사용한다.

효능

위장 기능 강화

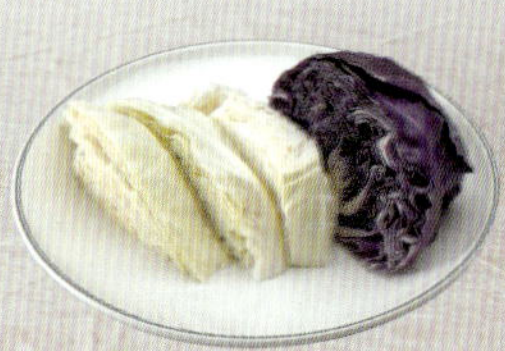

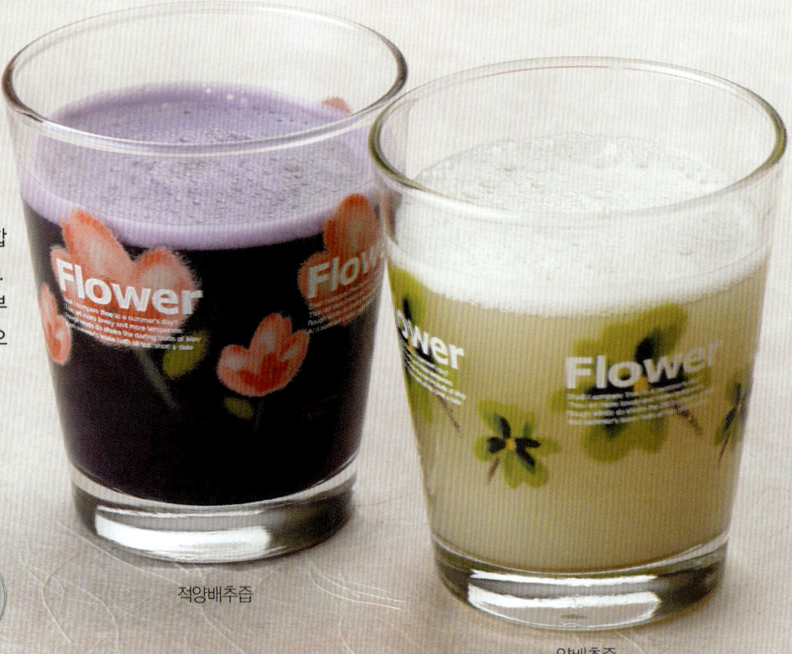

적양배추즙

양배추즙

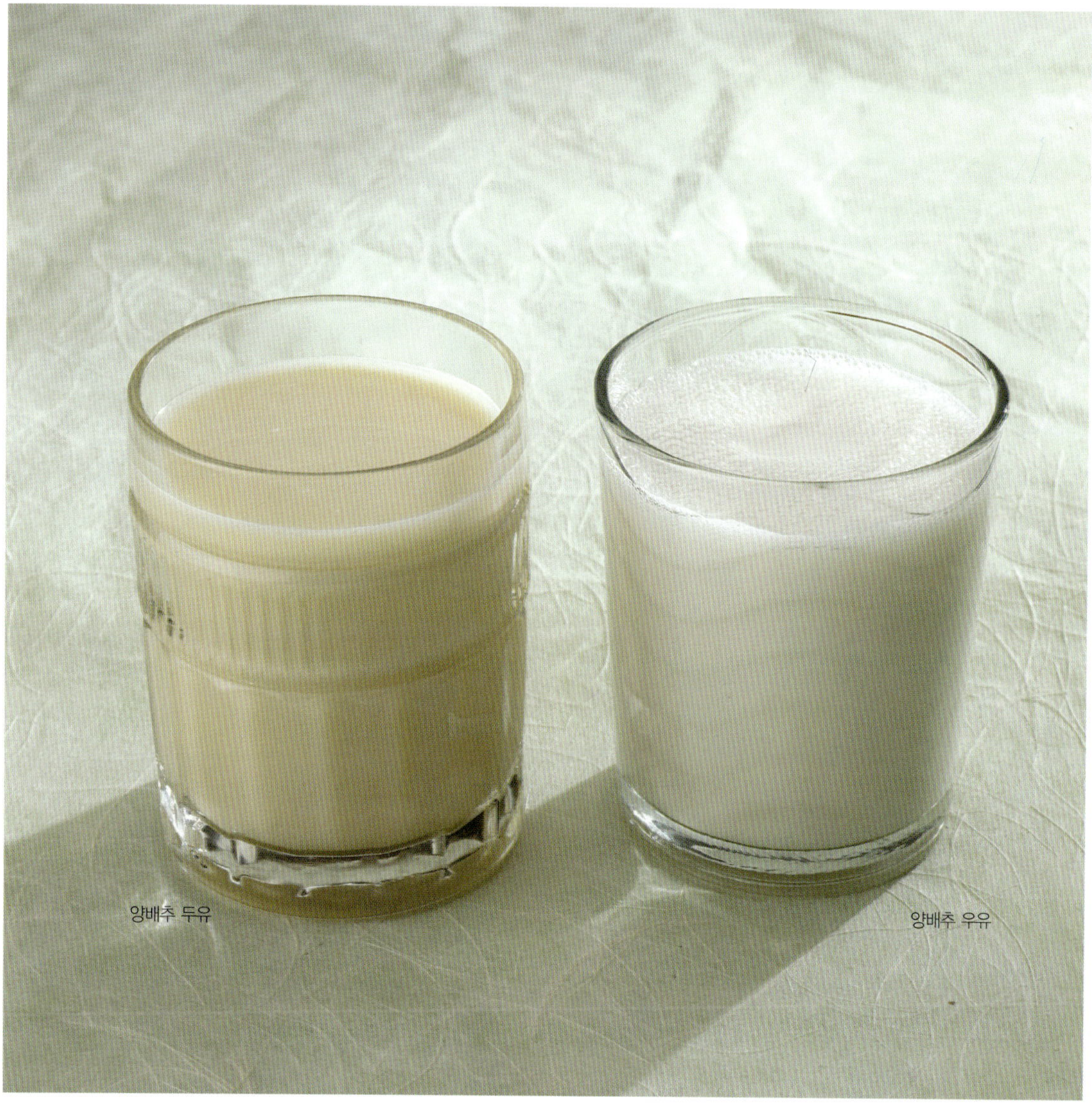

양배추 두유

양배추 우유

양배추 두유 `301kcal`

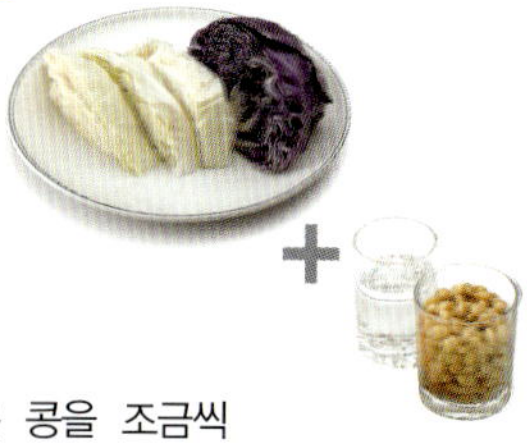

재료

양배추 200g, 콩(삶은 것) 150g,
생수 70ml

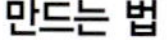

만드는 법

1 복합원액기에 양배추와 삶은 콩을 조금씩
　 번갈아 투입하다가 마지막에 생수를 붓는다.

효능

위·십이지장궤양 예방, 항암 작용

양배추 우유 `128kcal`

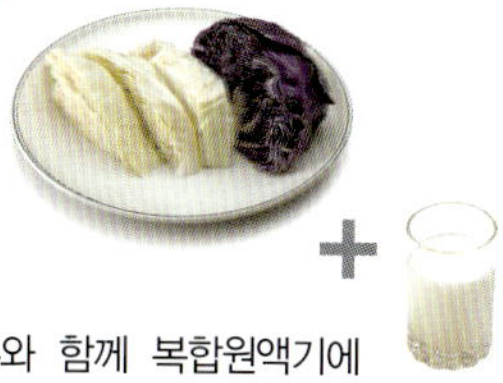

재료

양배추 200g, 우유 150ml

만드는 법

1 양배추를 적당히 썰어서 우유와 함께 복합원액기에
　 번갈아 가며 넣는다.

효능

위장 기능 강화, 변비 해소, 피부 미용, 골다공증 개선

양파 두유

벗겨 낼수록 살아나는 영양 성분의 보고

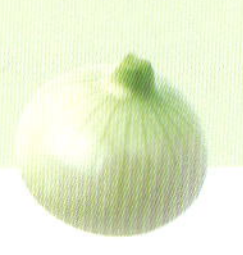

전세계에서 가장 많이 이용되는 채소이자 벗겨 내면 낼수록 뽀얗고 하얀 속살을 드러내는 매력덩어리 채소이다. 비타민B1 · B2 · C · 나이아신을 비롯하여 매운맛이 나는 알리신이라는 효소가 함유되어 있어서 동맥경화나 고혈압 · 뇌졸중 · 소화 불량 · 신경통 · 불면증 · 정력 감퇴 등에 좋은 효과가 있고, 당뇨병 치료와 예방에도 도움이 된다. 알리신은 장 속에 있는 세균에도 파괴되지 않고 비타민B1의 체내 흡수를 돕는다. 특히 여름철 무더위에 양파를 많이 먹으면 더위에 지쳐 식욕이 떨어지고 소화가 안 되며 설사 증상이 있을 때 효과가 크다. 만성 피로를 풀어 주는 것은 물론 혈액 속의 불필요한 지방과 콜레스테롤을 녹여 없애 주는 효과도 있어 동맥경화나 고지혈증 등의 생활습관병 예방에 좋은 효과가 있다.

양파 두유 280kcal

재료

양파 50g
콩(삶은 것) 150g
생수 150ml

만드는 법

1. 삶은 콩에 생수를 부어 콩과 물을 함께 스푼으로 복합원액기에 떠 넣는다.
2. 4~5등분한 양파를 사이사이에 하나씩 넣는다.

효능

피로 회복, 생활습관병 예방

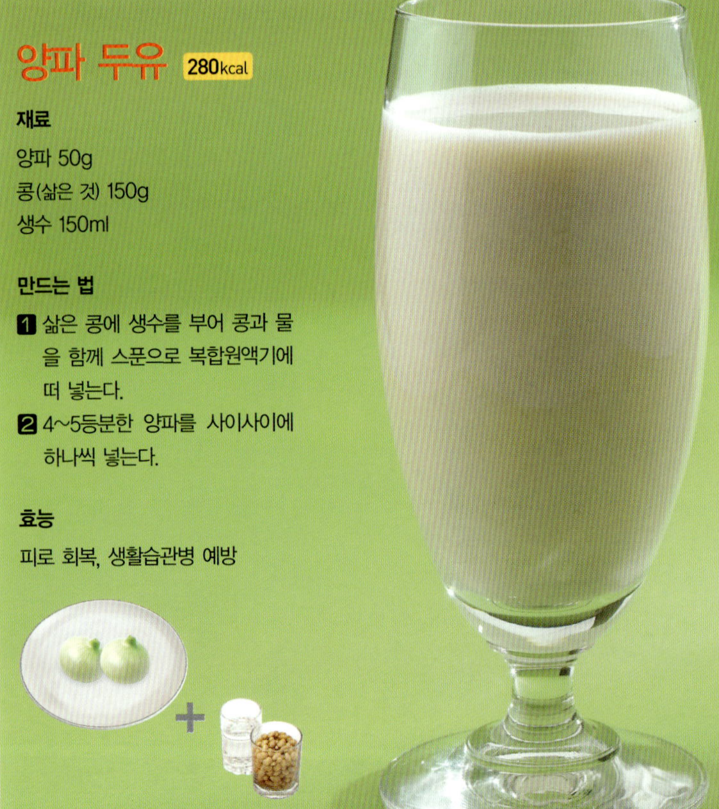

연근 즙 | 두유

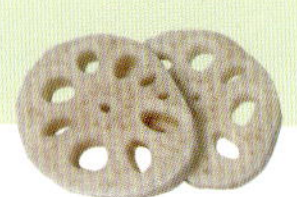

연근의 비타민C는 피로를 풀어 주고 감기를 예방하는 데 좋으며, 지나친 흡연이나 과음, 스트레스에도 효과적이다. 탄닌은 소화와 지혈 작용이 뛰어나 위궤양이나 십이지장궤양에 좋다. 장 운동을 도와 배변을 원활하게 하고, 변비를 해소해 주는 식이섬유도 풍부하다. 기력을 회복하고 스태미나를 보강하는 데 효과가 있는 아스파라긴산도 들어 있다. 예부터 혈압이 높은 사람에게 연근즙을 이용해 왔을 정도로 연근의 칼륨은 고혈압 조절에 효과가 좋다. 연근을 자르면 가는 실 같은 것이 끈끈하게 엉기는데, 이것은 뮤신이라는 성분으로 강장·강정 작용을 한다. 콜레스테롤을 저하하고 위벽을 보호하며 해독 효과도 좋다.

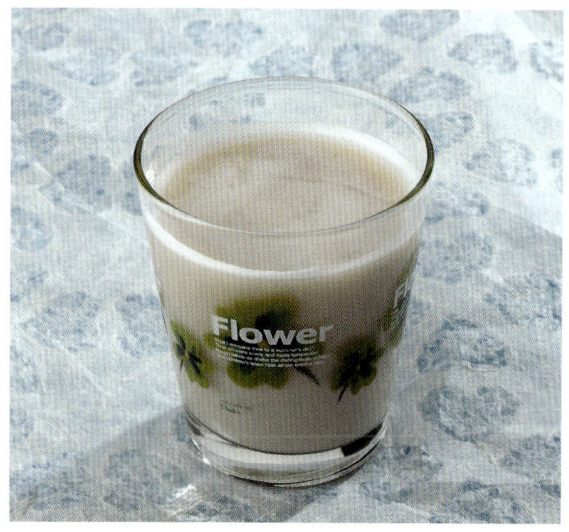

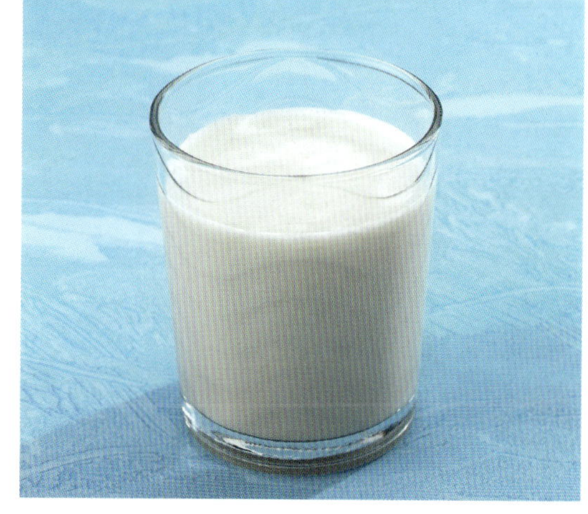

연근즙 201 kcal

재료

연근 300g

만드는 법

1 껍질을 깨끗이 씻어서 길게 토막 내어 복합원액기에 넣고 즙을 짜 낸다.

효능

피로 회복, 위궤양 예방과 개선, 스태미나 증진

연근 두유 397 kcal

재료

연근 200g, 콩(삶은 것) 150g, 생수 150ml

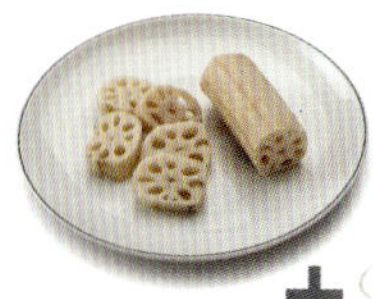

만드는 법

1 삶은 콩에 생수를 부어 콩과 물을 함께 스푼으로 복합원액기에 떠 넣는다.

2 7~8등분한 연근을 사이사이에 하나씩 넣는다.

효능

지혈 작용, 변비 예방, 기침 가래 개선 , 위장병 예방, 피부 탄력

오이 즙 | 두유

칼로리는 낮고 포만감은 높은 다이어트 식품

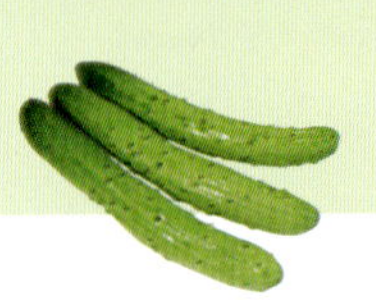

오이는 수분이 풍부하여 이뇨 작용을 촉진하므로 부종과 피부 미용에 좋다. 방광염과 신장 증상의 개선에도 효과적이어서 한방에서는 신장 기능이 약한 사람에게 많이 처방한다. 또한 오이는 칼륨 함량이 높은 알칼리성 식품으로, 산성 식품을 중화시키는 효능도 있다. 특히 나트륨이나 노폐물을 배출시켜 혈액 순환을 좋게 하고 고혈압을 진정시켜 준다. 칼로리는 거의 없지만 포만감을 주고 시원한 맛이 좋아 다이어트를 하는 여성에게 어울리는 식품이라 할 수 있다.

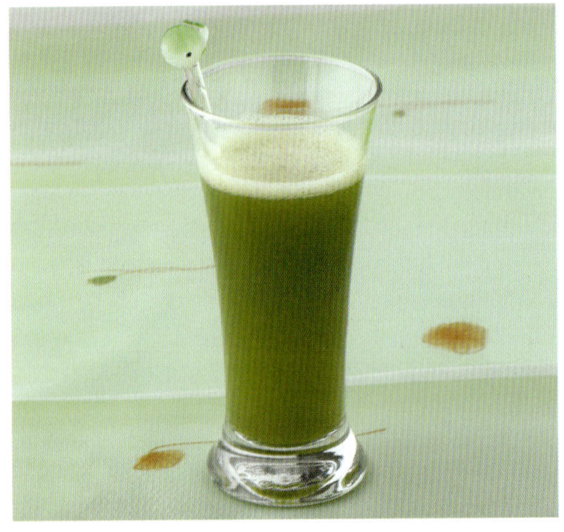

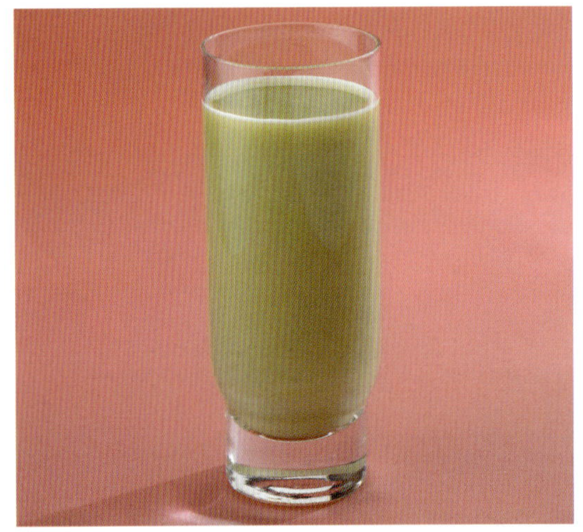

오이즙 `33 kcal`

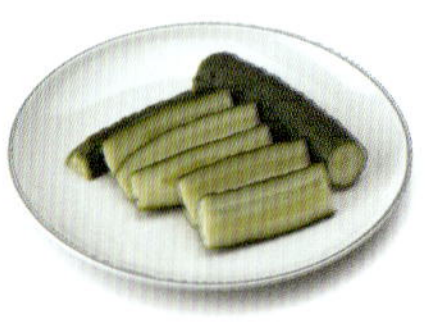

재료

오이 300g

만드는 법

1. 재료를 깨끗이 씻어서 복합원액기에 넣고 즙을 짜 낸다.
2. 쓴맛이 나는 꼭지 부분을 제거하고 만들어야 맛이 좋다.
3. 오이에는 비타민C를 분해시키는 아스코르빈산이 있으므로 다른 채소와 섞었을 때는 만든 즉시 마셔야 한다.

효능

부종 해소, 신장 기능 강화

오이 두유 `274 kcal`

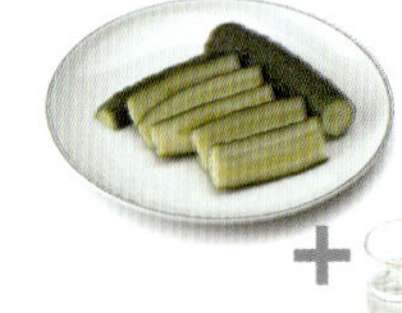

재료

오이 150g, 콩(삶은 것) 150g, 생수 100ml

만드는 법

1. 삶은 콩에 생수를 부어 콩과 물을 함께 스푼으로 복합원액기에 떠 넣는다.
2. 7~8등분한 오이를 사이사이에 넣는다.

효능

이뇨 작용, 부종 해소, 포만감

청경채 즙 | 두유

칼슘이 풍부한 정갈한 모양의 중국 배추

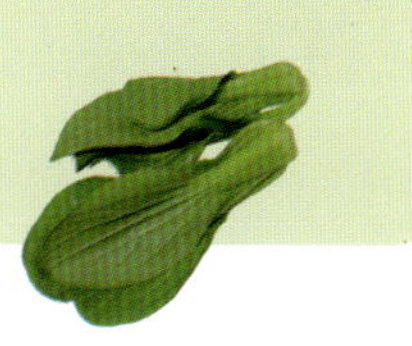

중국 요리에 약방의 감초처럼 빠지지 않고 이용되는 청경채에는 비타민A · C를 비롯하여 칼슘과 칼륨이 풍부하다. 카로틴 함량도 풍부하여 면역 체계를 향상시켜 주며, 비타민C 함량도 높아 일정량을 꾸준히 섭취하면 피부 미용에도 좋은 효과를 볼 수 있다. 신진대사를 촉진하고 세포 기능을 튼튼하게 하며, 풍부한 칼슘의 효능 덕분에 치아와 골격의 발육에도 좋은 효과가 있으며, 변비와 종기에도 좋다. 하지만 청경채는 성질이 차가우므로 속이 냉하여 위장 기능이 약하거나 별로 좋지 않은 사람은 섭취하지 않는 것이 좋다. 녹즙으로 만들어 꾸준히 마시면 위장 기능에 도움이 되고, 변비를 해소하는 효과도 있다.

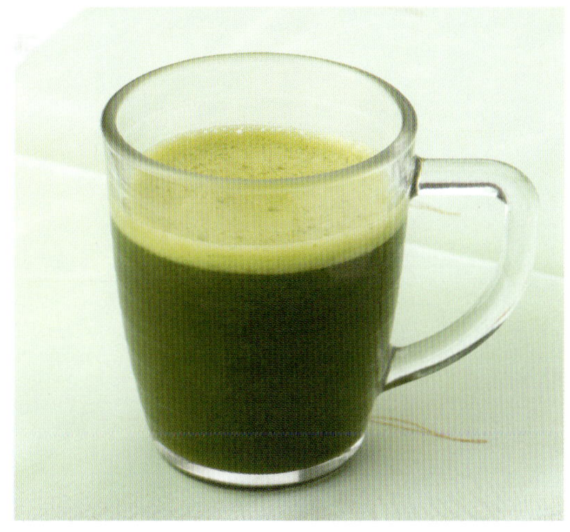

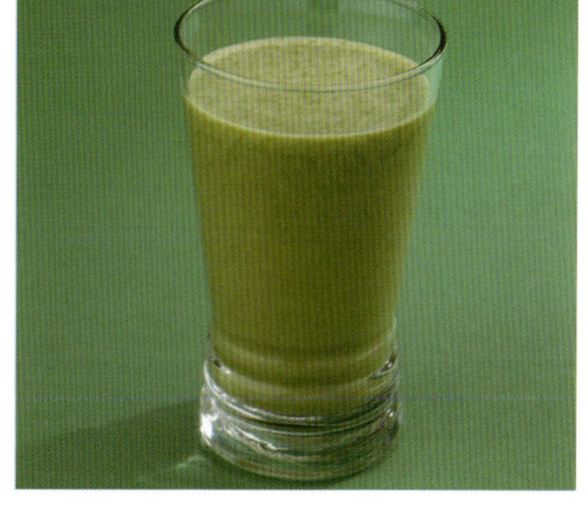

청경채즙 `42 kcal`

재료

청경채 300g

만드는 법

1 재료를 깨끗이 씻어서 복합원액기에 넣고 즙을 짜 낸다.

효능

면역력 강화, 골격 발육 증진

청경채 두유 `270 kcal`

재료

청경채 50g, 콩(삶은 것) 150g, 생수 150ml

만드는 법

1 삶은 콩에 생수를 부어 콩과 물을 함께 스푼으로 복합원액기에 떠 넣는다.
2 청경채를 사이사이에 적당히 넣는다.

효능

정력 증강, 변비 해소, 노화 방지

칡 즙 | 두유

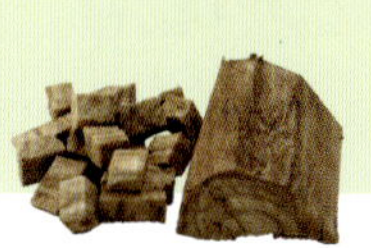

땅의 수분과 영양을 머금은 진주 같은 식품

칡 뿌리는 '산속의 숨은 진주'라고 일컬어질 만큼 귀하게 이용되어 왔다. 식물성 에스트로겐이 콩의 10배, 석류의 600배 이상 함유되어 있어 갱년기 증상이나 폐경기 여성에게 좋으며, 특히 골다공증에 효과가 있다. 칡즙은 정장 효과가 있고, 위장 기능을 증진시켜 준다. 칡은 땅속의 수분과 영양분을 빨아들여 굵은 몸통에 저장하는데, 이러한 특징은 사람의 몸에도 그대로 작용하여 수분과 영양분을 조절하여 설사와 변비에 좋은 효능을 나타낸다. 위장병과 숙취 해소, 불면증에도 효과가 좋다.

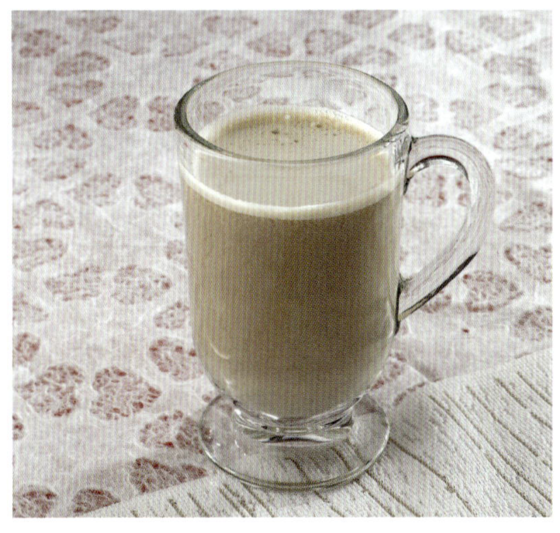

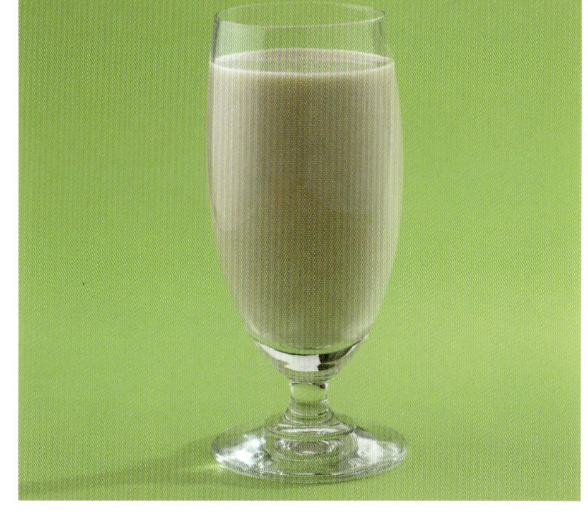

칡즙 **68**kcal

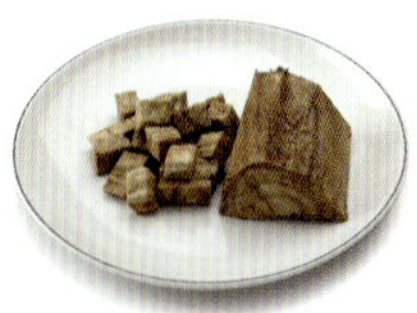

재료

칡 50g

만드는 법

1. 재료가 단단하므로 잘게 토막 내어 하나씩 투입한다. 칡즙은 끈적거리므로 생수를 한 스푼씩 넣어야 잘 흘러나온다.
2. 칡 원액은 그대로 마시지 말고 생수에 희석하거나 사과 등과 섞어 마시는 것이 좋다.

효능

정장 작용, 위장 기능 증진, 변비 개선

칡 두유 **303**kcal

재료

칡 30g, 콩(삶은 것) 150g, 생수 200ml

만드는 법

1. 삶은 콩에 생수를 부어 콩과 물을 함께 스푼으로 복합원액기에 떠 넣는다.
2. 칡을 잘게 썰어 사이사이에 넣는다.

효능

숙취 해소, 체력 보강

케일 즙 | 두유

채소 가운데 카로티노이드 함량이 가장 풍부

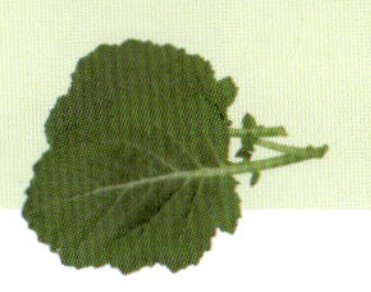

세계보건기구(WHO)가 '최고의 채소'라고 평가할 만큼 각종 영양소가 풍부하다. 모든 채소 가운데 카로티노이드가 가장 풍부하여 '항암 물질의 보고(寶庫)'로도 불린다. 단백질과 비타민A·B₁·B₂·C·K·M·U 등을 비롯하여 칼슘 등의 각종 미네랄과 엽록소·라이신·포도당의 효능 덕분에 생활습관병에 효과가 좋다. 비타민U는 항궤양 효과가 뛰어나고, 비타민C는 피로 회복 및 피부 미용, 그리고 세포의 노화를 방지해 준다. 섬유질과 효소의 정장 작용으로 장 속의 노폐물을 제거해 주며, 간 기능을 도와 간장의 해독을 돕고 조혈 성분을 보충하여 빈혈을 예방하며, 혈액 순환을 원활하게 한다.

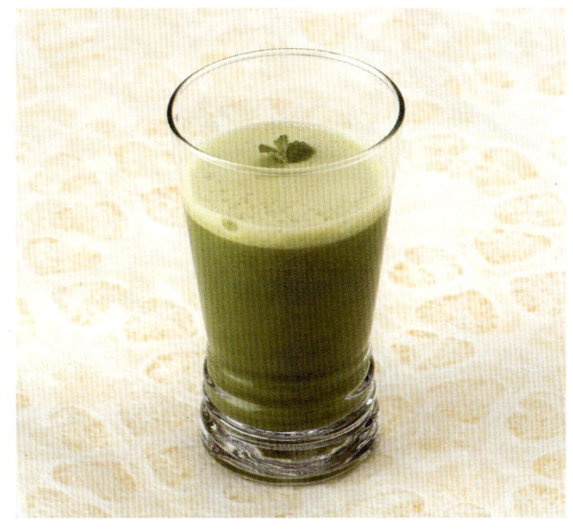

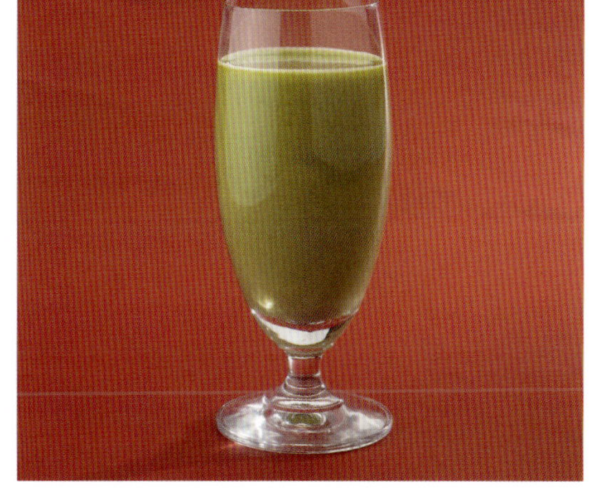

케일즙 87 kcal

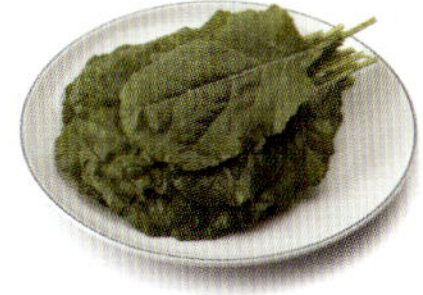

재료

케일 300g

만드는 법

1. 재료를 깨끗이 씻어서 복합원액기에 넣고 즙을 짜 낸다.

효능

노화 방지, 혈액 순환, 항암 작용

케일 두유 277 kcal

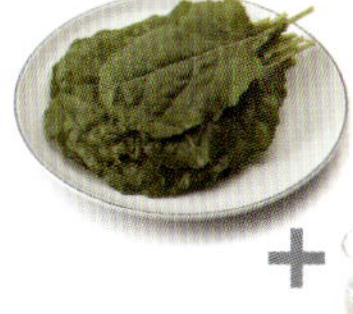

재료

케일 50g, 콩(삶은 것) 150g, 생수 150ml

만드는 법

1. 삶은 콩에 생수를 부어 콩과 물을 함께 스푼으로 복합원액기에 떠 넣는다.
2. 케일을 사이사이에 적당히 넣는다.

효능

체질 개선, 암과 동맥경화 예방

파슬리 즙 | 두유

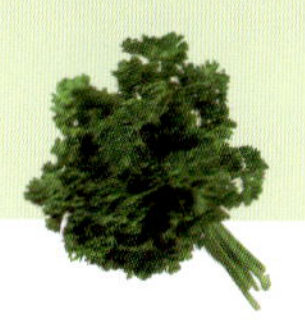

장식 기능을 넘어서는 영양 성분이 가득

우리나라에서는 파슬리를 거의 장식용으로 쓰지만 파슬리는 향료로서의 가치뿐만 아니라 혈액 순환을 원활하게 하고 위장에도 좋은 효과를 발휘하는 유익한 식품이다. 강장 효과가 있으며, 카로틴, 비타민B · B₂ · C, 칼슘 · 인 등도 풍부하다. 항산화 작용이 있으며, 콜레스테롤을 배출하고 동맥경화를 막아 주는 작용도 한다. 시금치의 4배나 되는 철분은 빈혈 예방에 효과적이다. 파슬리의 독특하고 강한 향기는 피넨(pinene) · 아피올(apiol)이라는 성분으로, 장에서 생기는 부패물을 제거하고, 유해한 박테리아의 번식을 막아 주는 효과가 있다. 잎은 이뇨와 혈액 정화에 좋고, 위를 튼튼하게 하며, 해독을 하는 데도 이용된다.

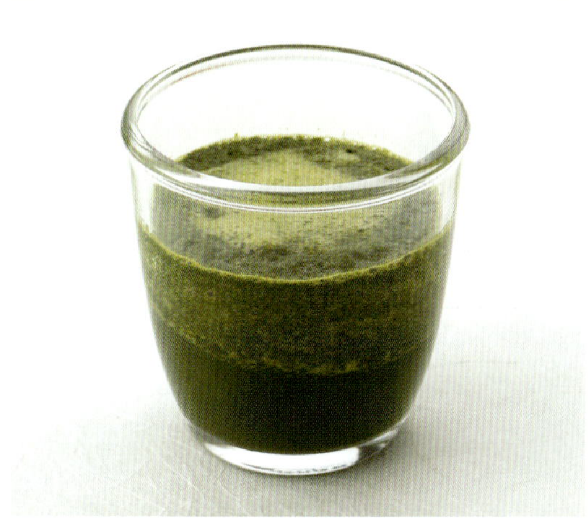

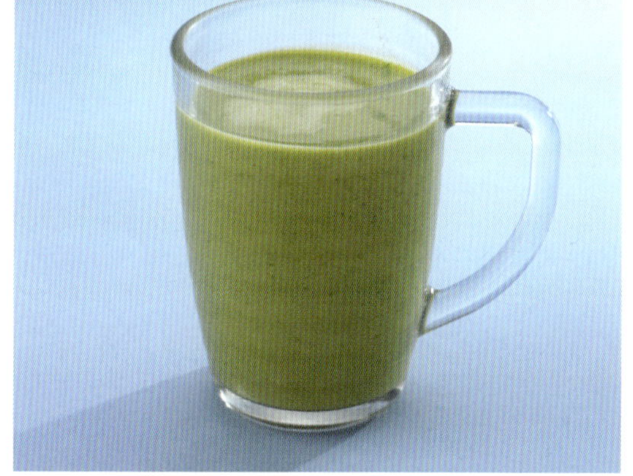

파슬리즙 47 kcal

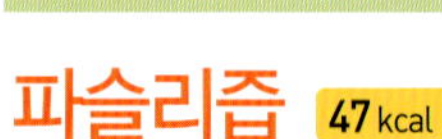

재료

파슬리 150g

만드는 법

1 재료를 깨끗이 씻어서 복합원액기에 넣고 즙을 짜 낸다.
2 원액은 마시기 힘들므로 다른 과일과 섞거나 생수 등에 희석하여 마시는 것이 좋다.

효능

강장 작용, 빈혈 예방, 혈액 정화

파슬리 두유 278 kcal

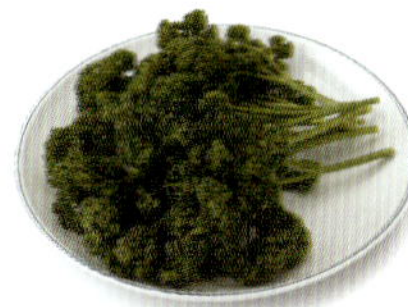

재료

파슬리 50g, 콩(삶은 것) 150g, 생수 150ml

만드는 법

1 삶은 콩에 생수를 부어 콩과 물을 함께 스푼으로 복합원액기에 떠 넣는다.
2 파슬리를 사이사이에 적당히 넣는다.

효능

조혈 작용, 피부 미용, 뇌졸중 예방

파프리카 즙 | 두유

형형색색 다양한 색깔만큼 영양도 가득

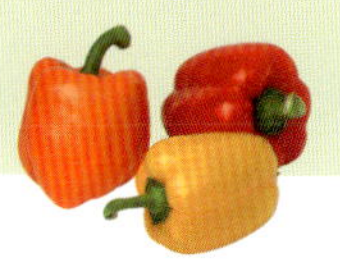

화려한 색깔만으로도 입맛을 돋우는 파프리카는 색깔만큼이나 영양소도 다양하다. 빨간색은 암과 관상동맥증 예방, 성장 촉진, 면역력 향상 등의 효능이 있고, 주황색은 감기 예방 및 피부 미용에 좋다. 붉은 색소인 캡산틴(capsanthin)은 카로틴 이상의 강력한 항산화 작용을 할 뿐만 아니라 여분의 콜레스테롤을 배출하는 효능이 있다. 노란색은 스트레스 해소에 효과가 좋고, 초록색은 열량이 낮아 다이어트에 좋은 동시에 유기질도 풍부하다. 갱년기에 접어들어 콜레스테롤 수치가 염려되는 사람에게 특히 좋다. 참고로, 붉은 파프리카에는 녹색보다 2.5배 많은 비타민C가 들어 있다.

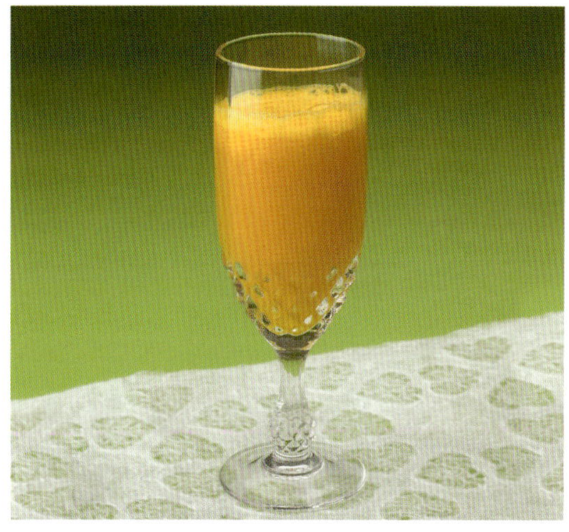

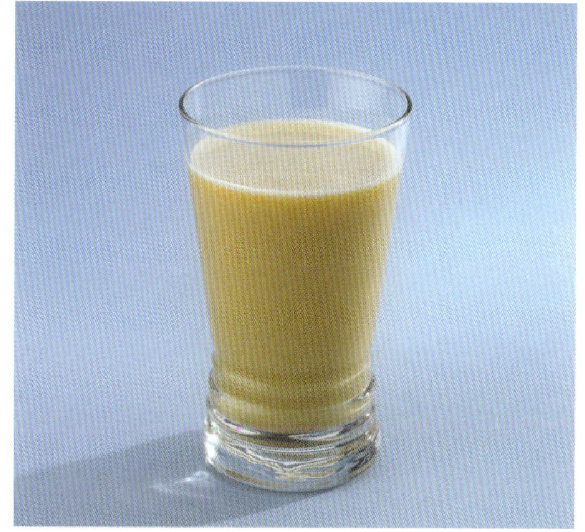

파프리카즙 78kcal

재료

파프리카 300g

만드는 법

1 깨끗이 씻어서 반으로 잘라 꼭지를 제거하고 복합원액기에 넣고 즙을 짜 낸다.

효능

면역력 증강, 갱년기 증상 완화

파프리카 두유 299kcal

재료

파프리카 150g, 콩(삶은 것) 150g, 생수 100ml

만드는 법

1 삶은 콩에 생수를 부어 콩과 물을 함께 스푼으로 복합원액기에 떠 넣는다.
2 7~8등분한 파프리카를 사이사이에 넣는다.

효능

동맥경화 예방, 항암 작용

피망 즙 | 두유

작은 것 3개면 하루에 필요한 비타민C 섭취 끝

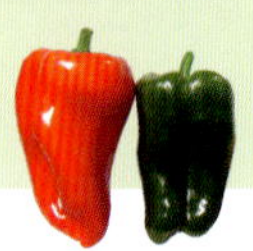

피망은 '비타민 캡슐' 이라고 불릴 정도로 비타민A와 C가 매우 풍부하다. 비타민B₁ · B₂ · D는 물론 식물섬유와 철분, 칼슘도 많이 들어 있다. 특히 녹색 피망의 비타민C 함유량은 토마토의 4배, 붉은 피망은 2배 이상이어서 작은 것 3개 정도만 섭취해도 하루에 필요한 비타민C 필요량을 충족시킬 수 있다. 그 중에서도 비타민C는 기미나 주근깨, 그리고 얼굴이 검어지는 원인인 멜라닌 색소를 억제하는 효능이 있어 피부 미용에 효과가 좋다. 칼륨과 비타민P 덕분에 고혈압과 동맥경화 예방 및 개선에 좋은 효과를 내며, 변비를 예방하고 콜레스테롤 수치를 낮춰 주는 역할을 하는 식이섬유도 풍부하다.

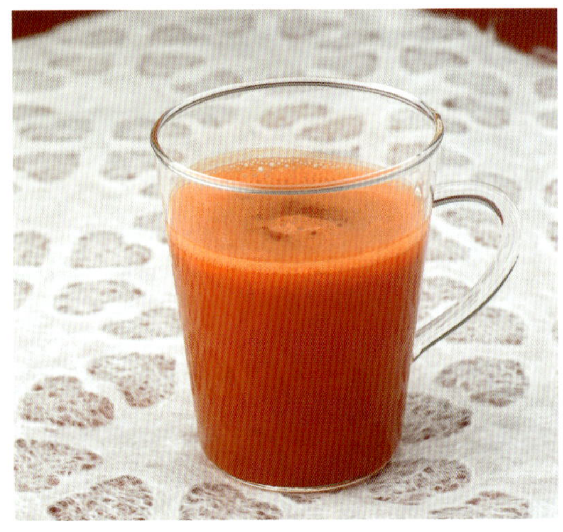

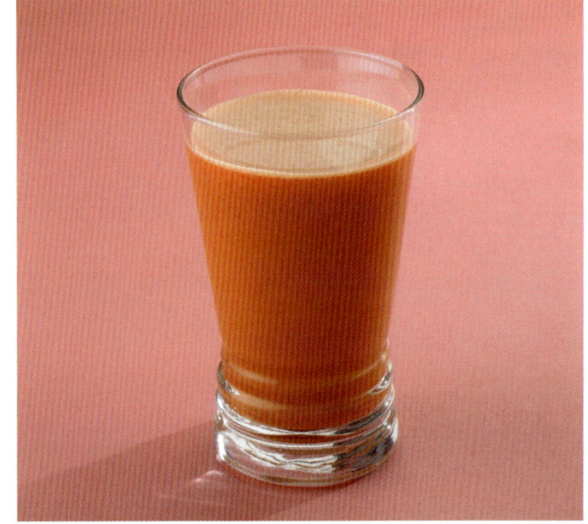

피망즙 `60 kcal`

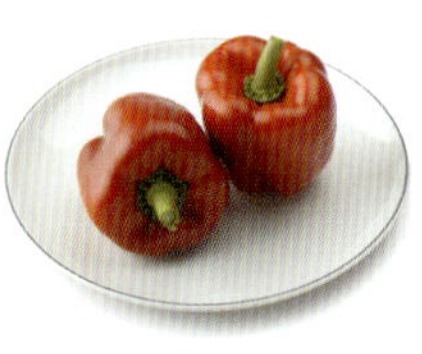

재료

피망 350g

만드는 법

1 깨끗이 씻어서 반으로 잘라 꼭지를 제거하고 복합원액기에 넣고 즙을 짜 낸다.

효능

피부 미용, 변비 예방, 동맥경화 예방

피망 두유 `280 kcal`

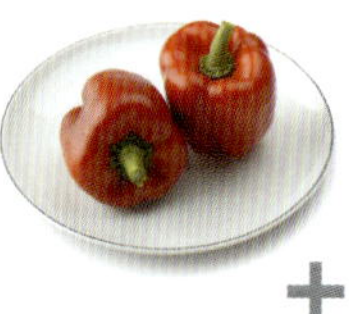

재료

피망 100g, 콩(삶은 것) 150g, 생수 150ml

만드는 법

1 삶은 콩에 물을 부어 콩과 물을 함께 스푼으로 복합원액기에 떠 넣는다.

2 7~8등분한 피망을 사이사이에 넣는다.

효능

혈액 순환 개선, 고혈압 예방

피망과 파프리카 구별 방법

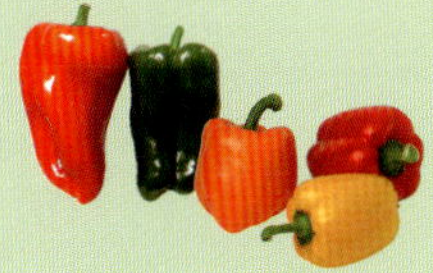

우리에게 익숙한 피망은 프랑스어(piment)이고 파프리카는 네덜란드어(paprika)이며, 영어로는 'sweet pepper'로 모두 단 고추를 의미한다. 파프리카는 원래 피망을 개량해서 만든 채소로, 12가지나 되는 다양한 색깔을 가지고 있다. 매운맛이 거의 없고 단맛이 강한 것이 특징이다. 두 채소 모두 여름 타는 것을 예방하고, 비타민C가 풍부하며 스트레스 해소에 효과적이다.

다양한 색깔 피망은 녹색과 빨간색 두 가지지만 파프리카는 빨간색 · 노란색 · 주황색 · 보라색 · 흰색 등으로 색이 다양하다. 피망은 녹색이 점점 익어 빨간색이 되고, 파프리카는 그 자체의 색깔로 익어 간다.

모양 파프리카 껍질이 피망보다 두껍지만 부드러운 맛이 나며, 피망은 딱딱하고 뾰족한 형태를 가지고 있다.

맛 피망은 매운맛과 약간 단맛이 나고, 주로 음식의 맛을 낼 때 사용한다. 파프리카는 단맛이 훨씬 강하고 다양한 색 때문에 샐러드에 많이 이용된다.

효능 피망과 파프리카 모두 비타민C가 풍부해 면역력을 강화하고 세포를 튼튼하게 하며, 감기 예방과 스트레스 해소에 효과적이다. 멜라닌 색소를 억제해 주므로 기미나 주근깨로 고민하는 여성들의 피부 미용에도 좋다. 칼슘과 철분도 많아 뼈와 관절에도 도움을 준다. 빨간색 파프리카는 비타민과 철분이 풍부한데, 그중에서도 비타민C는 피망의 1.5~2배에 달한다.

호박(단호박) 즙 | 두유 | 우유

버릴 것 하나 없는 알뜰한 건강 식품

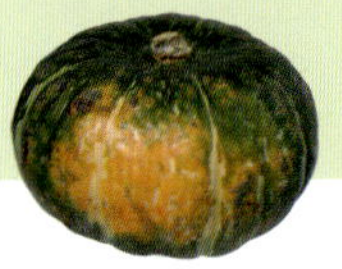

호박은 열매뿐만 아니라 잎, 줄기, 꼭지, 종자에 이르기까지 모든 부분을 식용 또는 약용으로 이용할 수 있는 건강 식품이다. 당근, 고구마와 함께 폐암으로부터 우리 몸을 지켜 주는 세 가지 채소 가운데 하나다. 카로틴 형태의 비타민A를 비롯하여 비타민B$_1$ · B$_2$ · C, 칼슘 · 철분 · 인 등의 미네랄이 풍부하다. 항산화 작용으로 노화 방지 작용을 하는 비타민E와 항암 효과가 뛰어난 셀레늄도 함유되어 있다. 호박의 가장 큰 효능은 부종 해소에 있으며, 감기를 예방하며, 눈의 피로와 야맹증을 개선하고 시력을 강화하는 데도 좋다. 두뇌 발달에도 좋은 효과를 미친다.

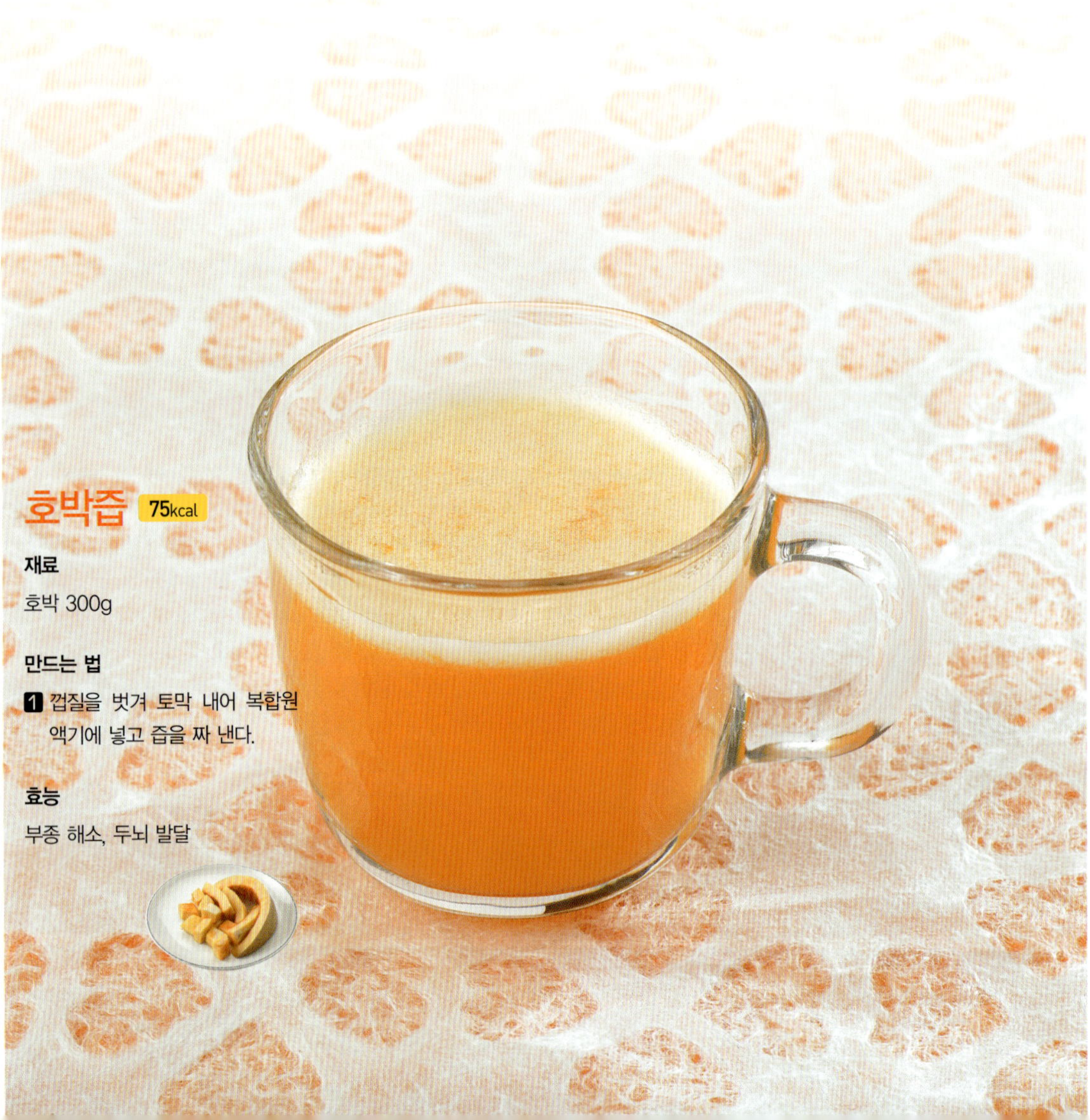

호박즙 **75kcal**

재료

호박 300g

만드는 법

1 껍질을 벗겨 토막 내어 복합원 액기에 넣고 즙을 짜 낸다.

효능

부종 해소, 두뇌 발달

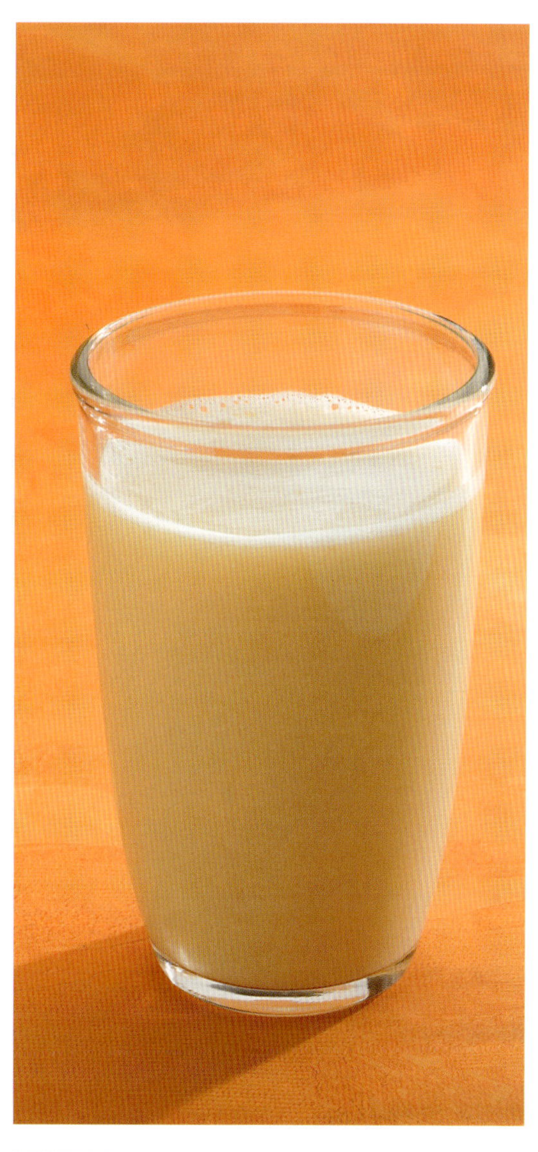

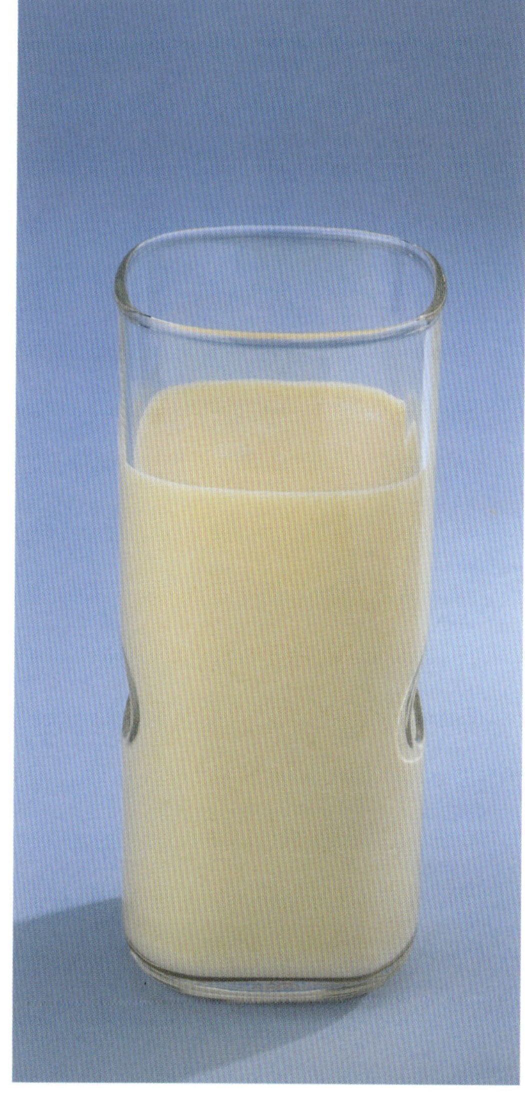

호박 두유 288 kcal

재료

호박(삶은 것, 단호박) 100g,
콩(삶은 것) 150g, 생수 150ml

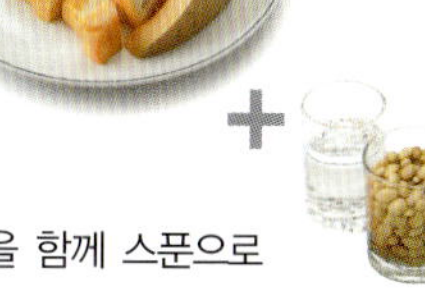

만드는 법

1 삶은 콩에 생수를 부어 콩과 물을 함께 스푼으로
  복합원액기에 떠 넣는다.
2 7~8등분한 호박을 사이사이에 넣는다.

효능

부종 해소, 시력 강화, 비만 예방

호박 우유 145 kcal

재료

호박(삶은 것, 단호박) 100g,
우유 200ml

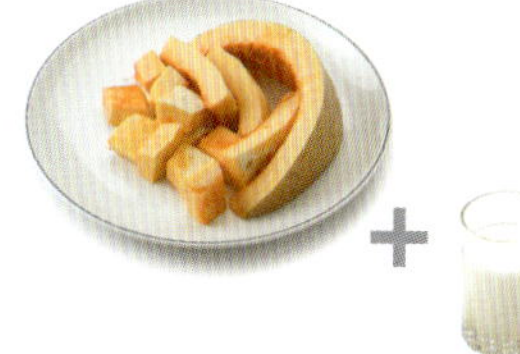

만드는 법

1 삶은 호박에 우유를 부은 뒤에 핸드 블랜더에 넣고 간다.

효능

비만 개선, 피부 미용

검은깨 우유

신장 기능에 탁월한 효능 발휘

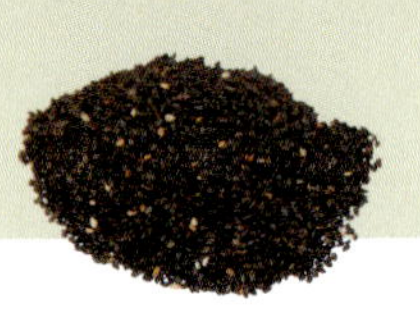

흑임자라고도 부르는 검은깨는 신장을 보하는 유익한 식품이다. 신장 기능이 약해지면 몸의 기운이 떨어지고 흰머리가 생기거나 머리가 빠지는데, 탈모 치료에 검은깨를 많이 이용하는 것도 검은깨가 가진 신장 보호 효과 때문이다. 또한 검은깨는 영양이 결핍된 피부를 다스리는 데 빼놓을 수 없는 천연 미용 재료 가운데 하나이기도 한다. 섬유질과 칼슘이 풍부해 피부 영양제로 탁월하고, 다른 곡물에 비해 비타민 E가 풍부하여 노화 방지에도 좋다. 영양 면에서도 검은깨가 흰깨에 비해 섬유질과 칼슘이 더 풍부하다.

검은깨 우유 **291** kcal

재료

검은깨 25g
우유 250ml

만드는 법

1 믹서에 검은깨와 우유를 넣고
  간다.

효능

골다공증 예방, 체력 회복, 스태미
나 보강

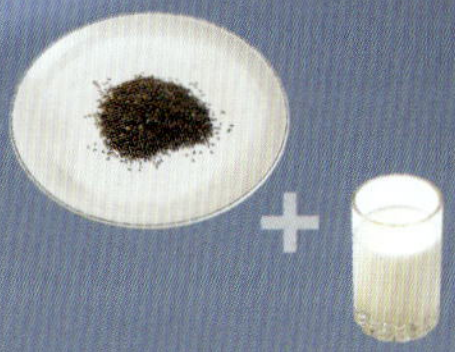

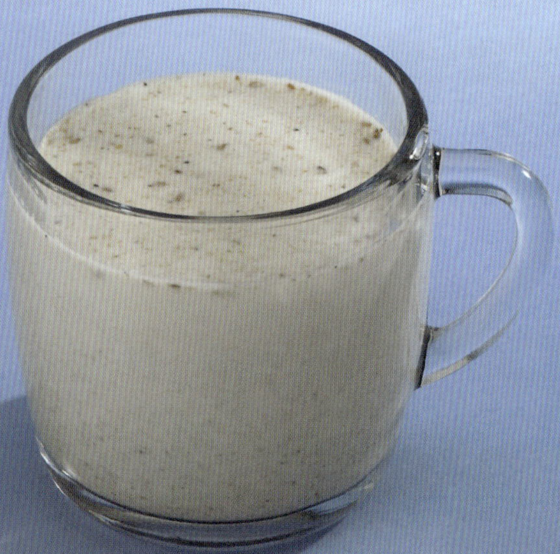

검은콩 두유

백약의 독을 풀어 주는 최고의 해독 식품

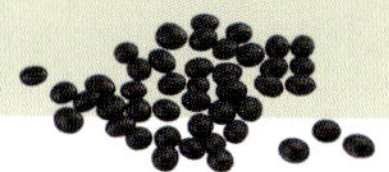

《본 초강목》에 의하면 '콩 삶은 즙은 백약의 독을 풀어 준다'고 할 정도로 해독 효과가 뛰어나다. 그중에서도 검은콩은 기관지를 강하게 하여 기침과 천식에 효과가 좋고, 내장 점막을 튼튼하게 해 준다. 검은콩에 함유되어 있는 불포화 지방산과 이소플라본, 사포닌 등은 일반 콩에 함유된 것보다 효과가 더 좋으며, 콜레스테롤 제거, 동맥경화 예방, 고혈압 예방, 노화 방지, 갱년기 장애 개선 등의 효과가 있다. 특히 검은콩의 껍질에는 황색 콩에는 없는 글리시테인(glycitein)이라는 항암 물질이 들어 있으므로 건강을 위해서는 가능하면 껍질째 이용하는 것이 좋다.

검은콩 두유 263 kcal

재료

검은콩(삶은 것) 150g
생수 200ml

만드는 법

1 삶은 검은콩에 생수를 붓고 콩과 생수를 함께 스푼으로 복합 원액기에 떠 넣는다.

효능

갱년기 장애 개선, 항암 작용, 고혈압 예방

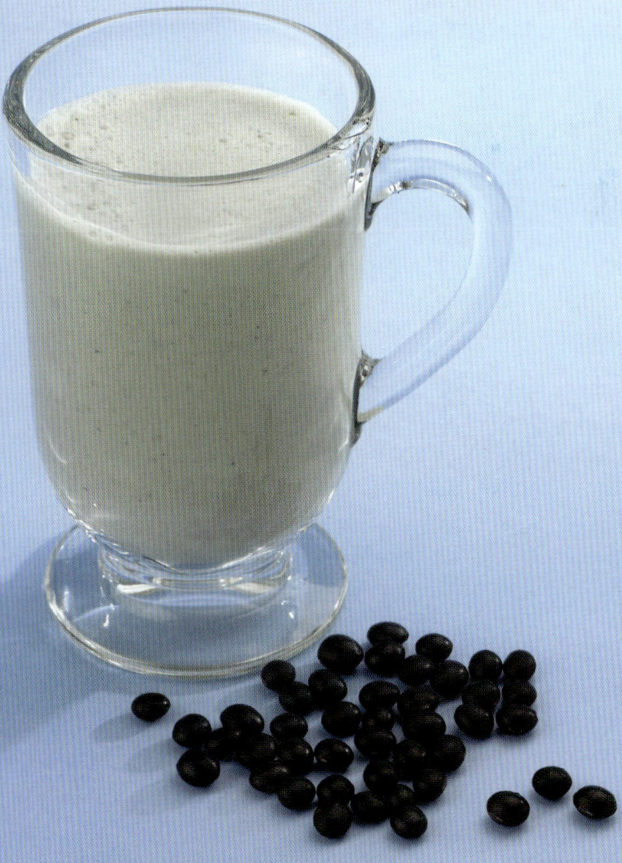

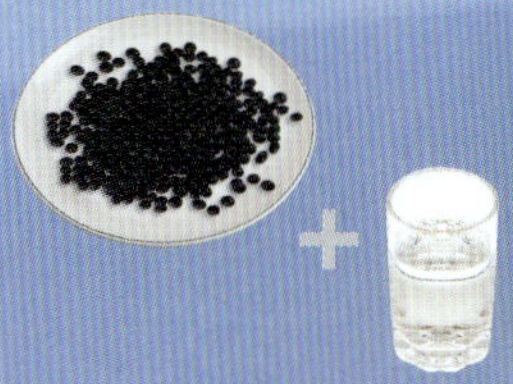

녹차 두유

카페인 걱정 없이 마실 수 있는 항암차

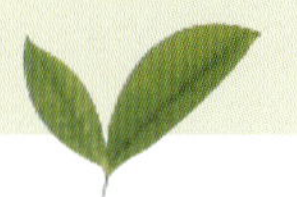

녹차는 암 세포 억제율이 무려 85%로, 차 중에서도 가장 강력한 항암 효과를 가지고 있다. 녹차의 가장 대표적인 성분은 카테킨으로, 중금속과 담배의 유해 물질을 몸 밖으로 배출하는 효과가 있으며, 카페인과 비타민C는 숙취 해소에 효과가 좋다. 녹차의 카페인은 각성 작용이 있지만 커피와는 달리 활성 카페인이기 때문에 72시간 이내에 몸 밖으로 배출되며, 중독성이 없다. 그 밖에도 타닌과 비타민B가 풍부하며, 아세트알데히드를 분해하는 폴리페놀이 함유되어 있어 숙취 해소에도 도움이 된다.

녹차 두유 250kcal

재료

녹차 우린 물 200ml
콩(삶은 것) 150g

만드는 법

1 삶은 콩에 녹차 우린 물을 붓고 콩과 녹차 우린 물을 함께 스푼으로 복합원액기에 떠 넣는다.

효능

피로 회복, 당뇨 개선, 항암 작용

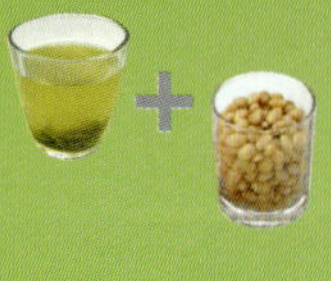

들깨 두유

동양을 대표하는 허브이자 무기질의 왕

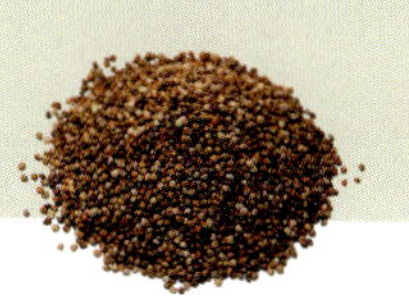

특유의 냄새가 있는 들깨에는 체내에서 합성되지 않는 필수 지방산인 리놀렌산과 고도의 불포화 지방산인 알파-리놀렌산이 풍부하게 들어 있으며, 칼슘 함량이 우유보다 높다. 하지만 산패되는 속도가 빨라 오랫동안 보관하지 않도록 한다. 또한 불포화 지방산인 오메가-3 지방산이 다량 함유되어 있어 고혈압이나 알레르기성 질환 등의 생활습관병을 일으키는 성분의 합성을 억제하고, 수명 연장 등의 생체 조절 기능도 있다. 최근에는 들깻잎에서 암 세포의 성장을 억제하는 물질이 발견되어 관심을 받고 있다.

들깨 두유 364 kcal

재료

들깨 25g
콩(삶은 것) 150g
생수 200ml

만드는 법

1 삶은 콩에 생수를 부어 콩과 물을 함께 스푼으로 복합원액기에 떠 넣는다.
2 들깨를 사이사이에 적당히 넣는다.

효능

고혈압, 학습 능력 향상, 혈액 정화

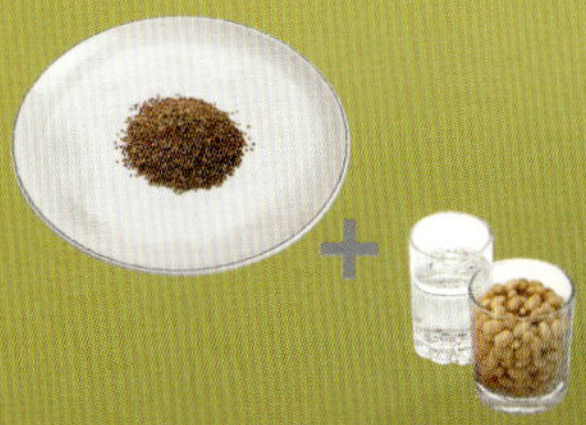

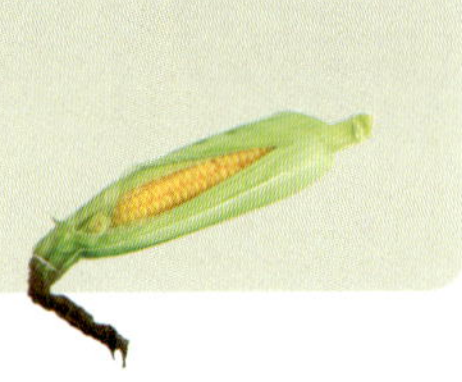

더운 여름과 초가을의 별식이자 아침 식사 대용(콘플레이크)으로도 많이 이용된다. 주성분인 녹말은 질이 우수하여 여러 가지 식품을 만드는 데 이용된다. 특히 씨눈 부분의 지질로 옥수수유를 만들기도 한다. 단백질과 지질을 비롯하여 당질·섬유소·무기질·비타민E 등의 성분도 함유되어 있어 피부 건조와 노화를 막아 주고, 습진 등의 질병에 대한 저항력을 높여 주며, 인사돌과 덴타놀의 주성분으로 잇몸 질환의 치료에도 효과가 있다. 한의학에서는 신장 기능이 약하여 부종 증상이 있는 사람에게 많이 처방하며, 옥수수 수염차는 이뇨 효과가 좋아서 간 기능이 약해 복수가 차는 사람에게 효과가 좋다.

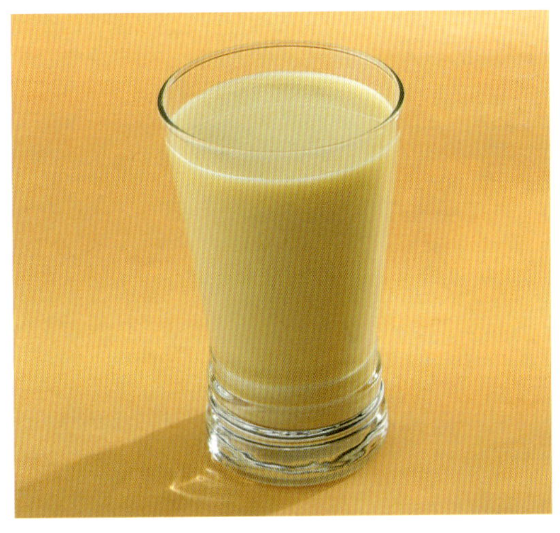

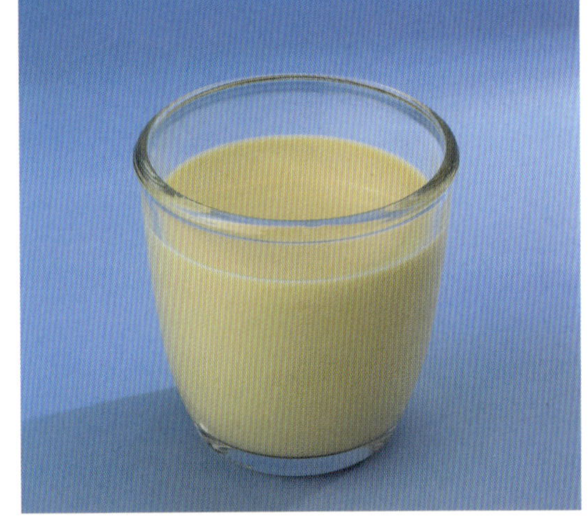

옥수수 두유 369kcal

재료

옥수수(삶은 것) 100g,
콩(삶은 것) 150g, 생수 150ml

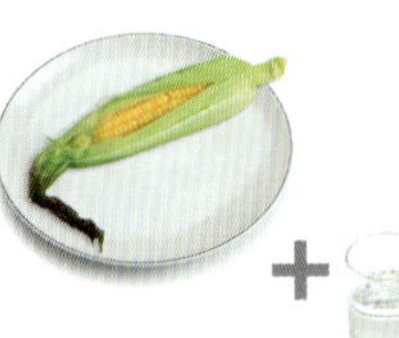

만드는 법

1 삶은 콩에 옥수수와 생수를 넣고 스푼으로 떠서 복합원액기에 넣는다.

효능

노화 방지, 잇몸 질환 예방, 신장 기능 강화

옥수수 우유 332kcal

재료

옥수수(삶은 것) 200g,
우유 200ml

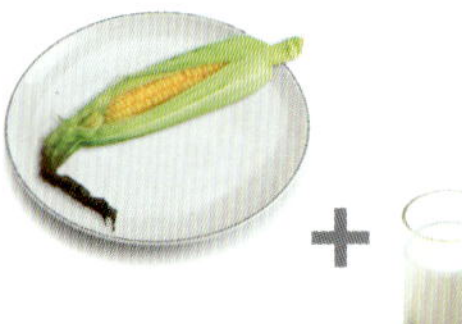

만드는 법

1 옥수수에 우유를 부어 함께 스푼으로 복합원액기에 떠 넣는다.

효능

고지혈증 예방, 이뇨 작용

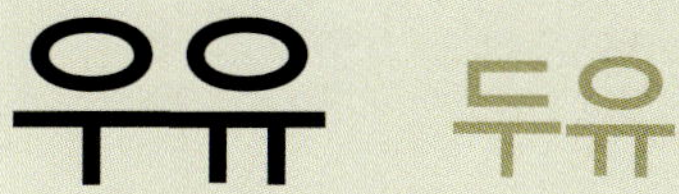
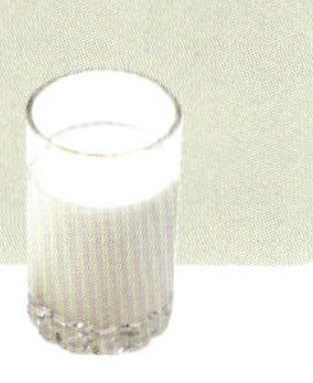

우유 두유

균형 잡힌 영양소가 가득한 보물 덩어리

5대 영양소를 비롯하여 114가지 이상의 필수 영양소가 골고루 들어 있는 알칼리성 식품이다. 균형 있는 영양을 공급해 주므로 어린이들에게 좋고, 생활습관병 예방과 노화 방지 효과가 있어 성인들에게도 좋다. 중년 여성의 골다공증을 예방해 주는 효과도 탁월하다. 우유의 단백질은 인류가 섭취하는 단백질 가운데 가장 질이 우수하다고 한다. 그중에서도 우유 하면 칼슘, 칼슘 하면 우유라고 할 정도로 우유와 칼슘은 불가분의 관계다. 성장과 건강 유지에 가장 중요한 미네랄이자 뼈와 치아의 구성 성분이며, 근육과 신경, 혈액 및 세포막의 생리 작용에 필수 영양소인 칼슘을 섭취하는 데 있어 우유만큼 좋은 식품이 드물다.

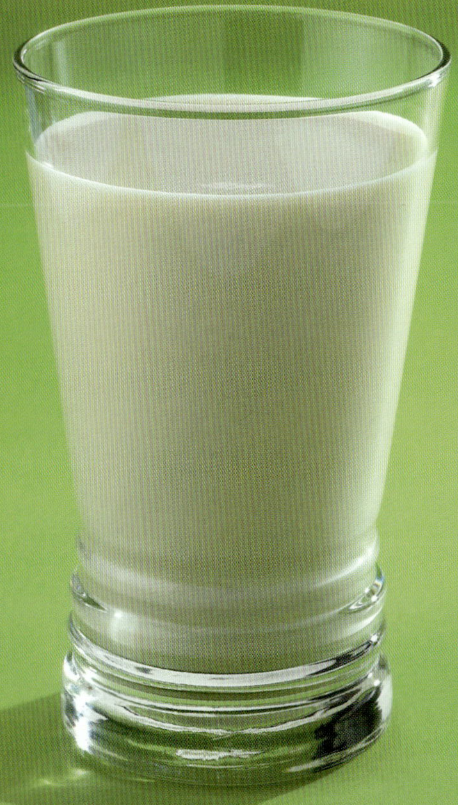

우유 두유 383 kcal

재료

콩(삶은 것) 150g
우유 200ml

만드는 법

1 삶은 콩에 우유를 붓고 콩과 우유를 함께 스푼으로 복합원액기에 떠 넣는다.

효능

골다공증 예방, 빈혈 예방, 체력 증진, 노화 예방

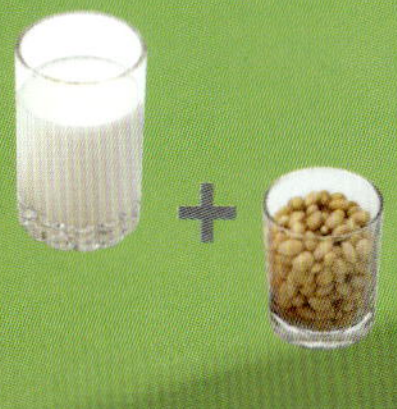

잣 두유

크기는 작지만 영양만큼은 으뜸인 견과류

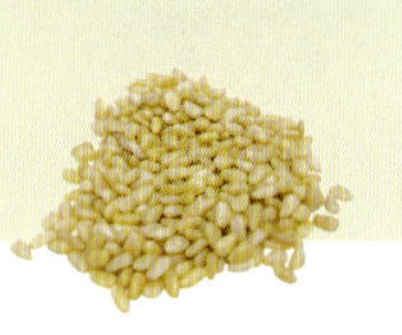

잣은 호두와 함께 대표적인 건뇌 식품이다. 혈관 확장 작용과 뇌세포 활동을 도와주는 오메가-3 지방산이 풍부하여 심혈관계 질환을 예방하고 기억력과 집중력을 향상시키며, 장 운동을 도와 변비 해소에도 큰 효과가 있다. 풍부한 식물성 지방이 피부를 윤기 있고 촉촉하게 해 준다. 하루에 몇 알만 꾸준히 섭취하면 피를 깨끗하게 하는 효과가 있어 몸속에 남아 있는 칼로리를 소비시켜 준다. 지질 때문에 다이어트를 하는 사람들은 약간 거부감을 느낄 수도 있으나 오히려 다이어트 식품으로 효과가 좋다. 원기를 보충하고 비위를 튼튼하게 하는 효능도 있어 민간에서는 예부터 병후 회복식으로 많이 이용해 왔다.

잣 두유 429kcal

재료

잣 25g
콩(삶은 것) 150g
생수 200ml

만드는 법

1. 삶은 콩에 생수를 부어 콩과 물을 함께 스푼으로 복합원액기에 떠 넣는다.
2. 잣을 사이사이에 넣는다.

효능

식욕 증진, 자양 강장

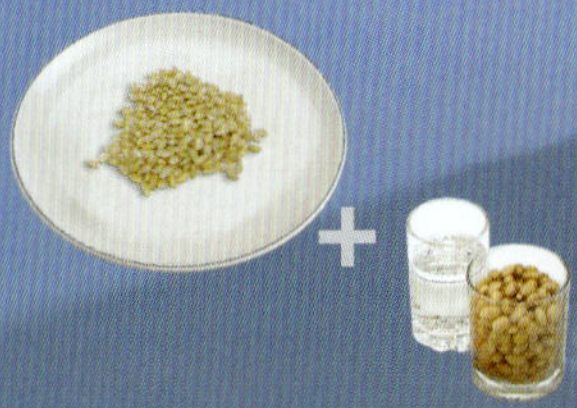

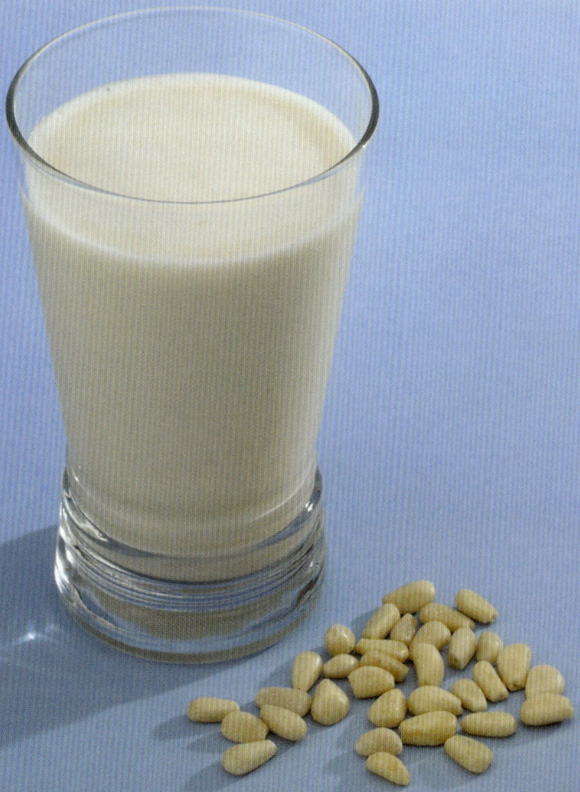

호두 두유

뇌를 닮은 최고의 건뇌 식품

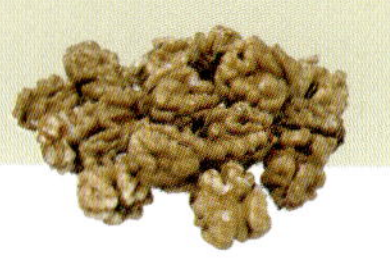

모양이 사람의 뇌를 닮아 두뇌 활성화에 특히 좋은 호두는 대표적인 건뇌 식품이다. 큰 것으로 하루에 한 알씩 먹으면 심혈관계 질환 예방 및 기억력과 집중력 향상에 큰 도움이 된다. 양질의 단백질이 풍부하고 영양가가 높으며, 지질 함량이 높다. 호두의 지질 중 90%는 리놀산·리놀렌산·올레인산 등으로, 콜레스테롤을 저하시키는 효능이 있는 불포화 지방산이다. 지방 외에도 단백질과 철, 비타민B_1·B_2·B_6·E 등이 풍부하여 혈액 순환을 원활하게 하고 신경 안정을 도우며, 집중력과 두뇌 발달에 효과가 있으며, 몸속의 노화 물질을 억제한다. 뇌를 안정시켜 주는 칼슘도 들어 있으므로 성장기 자녀에게 최고의 식품이다.

호두 두유 426 kcal

재료

호두 25g
콩(삶은 것) 150g
생수 200ml

만드는 법

1. 삶은 콩에 생수를 부어 콩과 물을 함께 스푼으로 복합원액기에 떠 넣는다.
2. 호두를 사이사이에 넣는다.

효능

심장병 예방, 불임증 개선, 피부 미용, 두뇌 건강

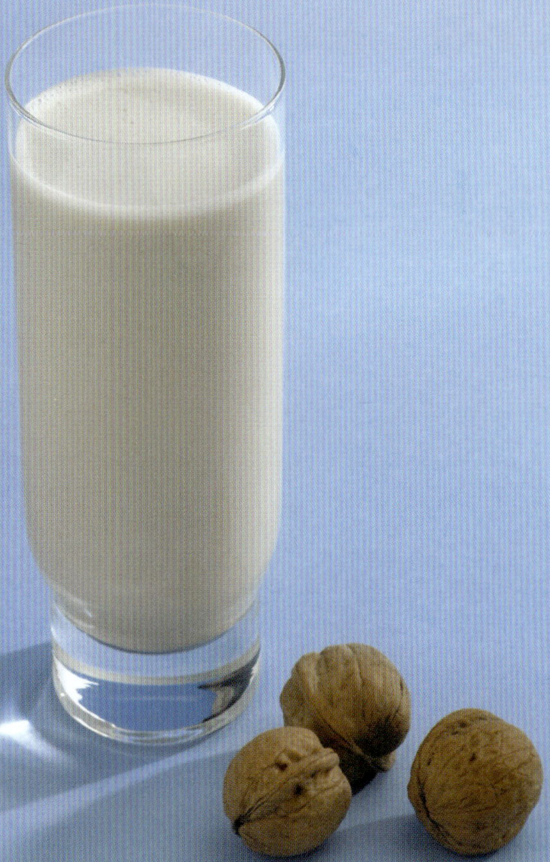

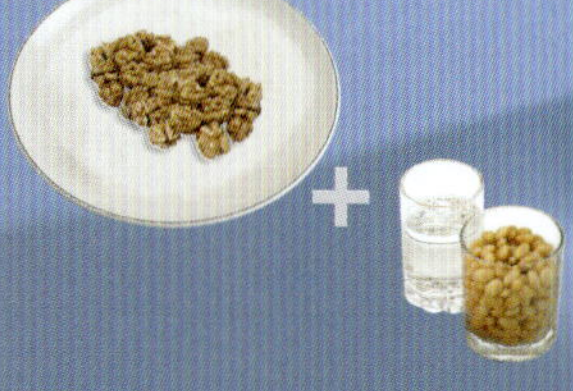

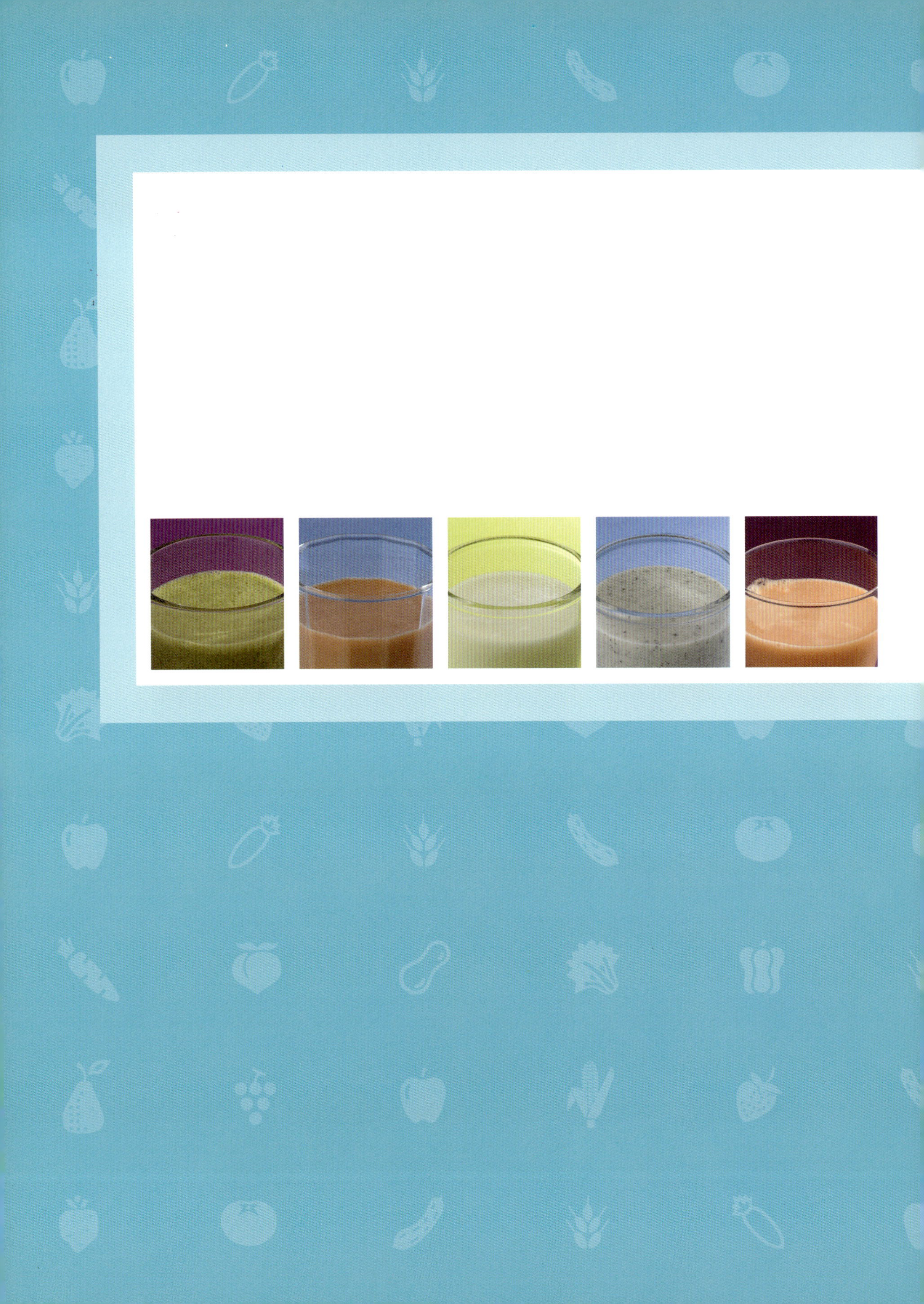

복합 주스

chapter **2**

신선한 맛과 영양 가득 – 채소 과일 복합 주스 | 콩 단백질의 고소함과 영양 – 소이 주스 | 활력을 주는 에너지원 – 채소 과일의 우유 주스 | 간단하게, 맛있게, 영양은 듬뿍 – 우리집 건강 별식

채소 과일 복합 주스

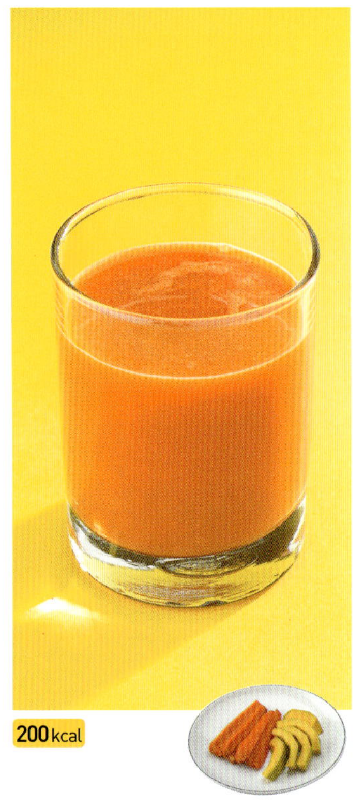

200 kcal

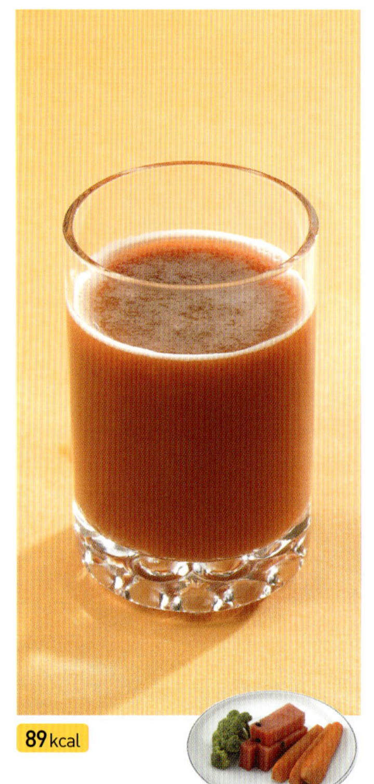

89 kcal

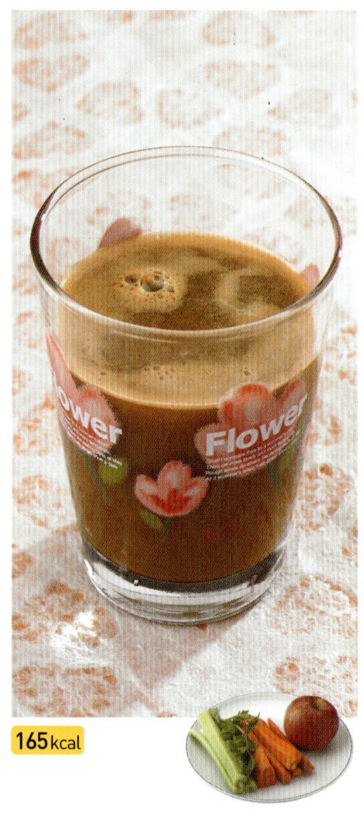

165 kcal

단호박＋당근 주스

재료

단호박 200g, 당근 200g

만드는 법

1 재료를 적당한 크기로 썰어서 복합원
액기에 넣는다.

효능

면역력 강화, 기력 회복

당근＋브로콜리
＋수박 주스

재료

당근 150g, 브로콜리 50g, 수박 100g

만드는 법

1 재료를 적당한 크기로 썰어서 복합원
액기에 넣는다.

효능

피부 미용, 피로 회복, 이뇨 작용

당근＋사과
＋셀러리 주스

재료

당근 200g, 사과 150g, 셀러리 50g

만드는 법

1 재료를 적당한 크기로 썰어서 복합원
액기에 넣는다.

효능

간 기능 개선, 해독, 눈의 피로, 변비, 소
화 불량, 식욕 부진 개선

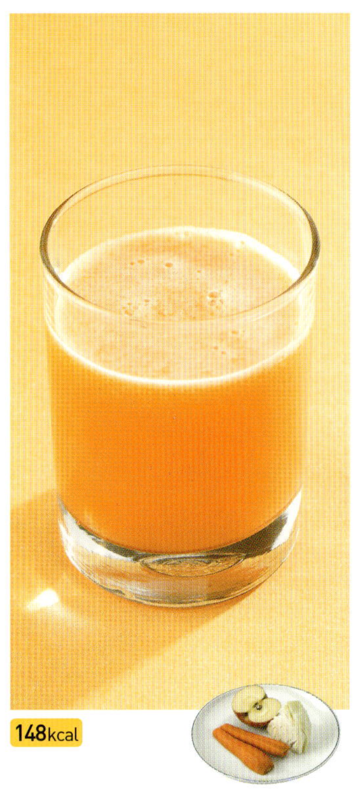

148kcal

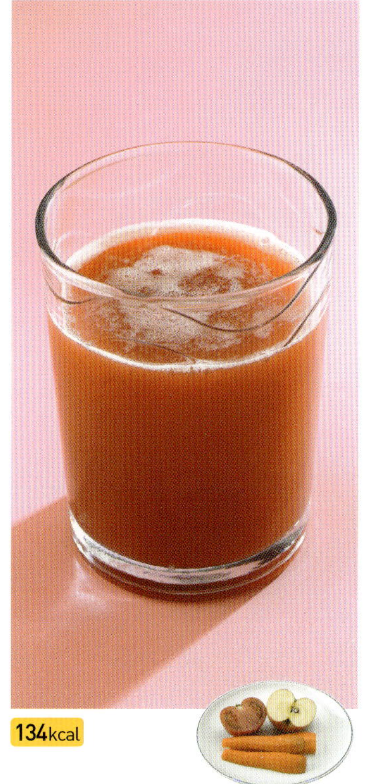

134kcal

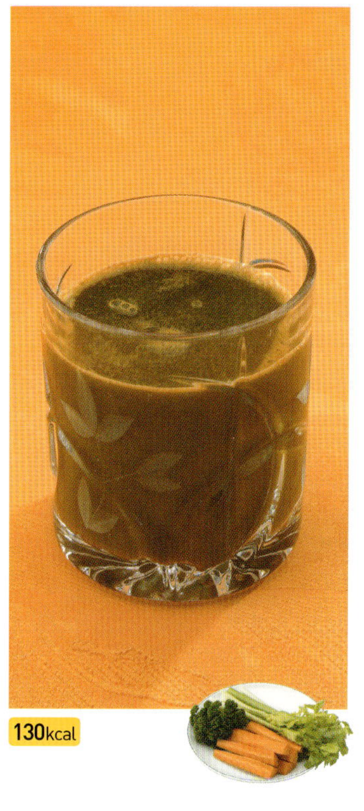

130kcal

당근＋사과
＋양배추 주스

재료

당근 150g, 사과 150g, 양배추 60g

만드는 법

1 재료를 적당한 크기로 썰어서 복합원
  액기에 넣는다.

효능

피부 미용, 여드름, 주근깨 예방과 개선

당근＋사과
＋토마토 주스

재료

당근 100g, 사과 150g, 토마토 100g

만드는 법

1 재료를 적당한 크기로 썰어서 복합원
  액기에 넣는다.

효능

변비, 식욕 부진, 체력 강화, 눈의 피로

당근＋셀러리
＋파슬리 주스

재료

당근 300g, 셀러리 150g, 파슬리 50g

만드는 법

1 재료를 적당한 크기로 썰어서 복합원
  액기에 넣는다.

효능

눈의 피로, 피부 미용

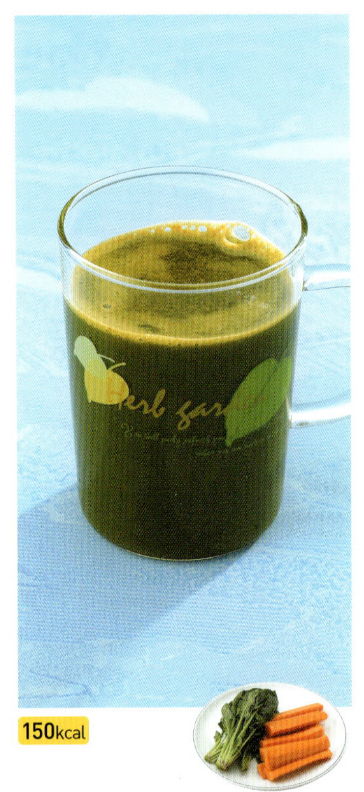

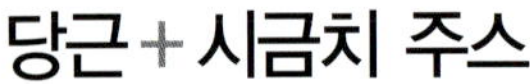

150kcal

당근＋시금치 주스

재료

당근 400g, 시금치 50g

만드는 법

1 재료를 적당한 크기로 썰어서 복합원 액기에 넣는다.

효능

소화 불량, 혈액 순환, 정장 작용, 면역력 강화

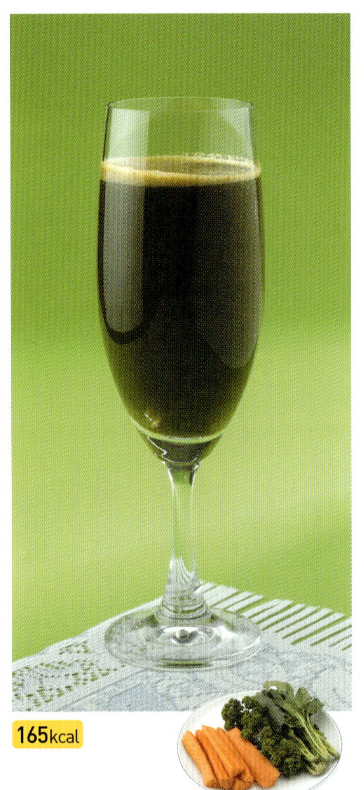

165kcal

당근＋시금치 ＋파슬리 주스

재료

당근 400g, 시금치 50g, 파슬리 50g

만드는 법

1 재료를 적당한 크기로 썰어서 복합원 액기에 넣는다.

효능

갱년기 장애, 빈혈, 피로 회복, 노화 방지

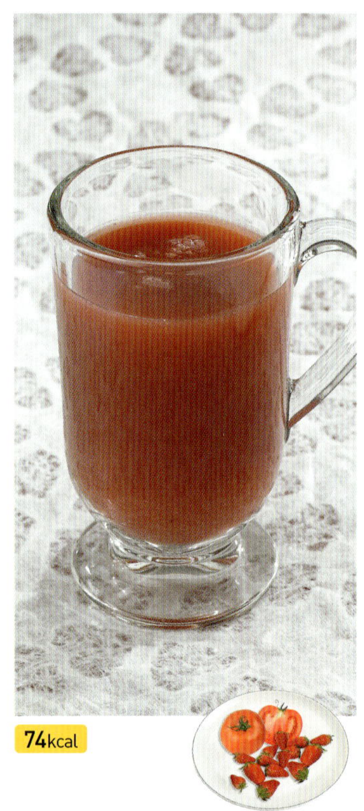

74kcal

딸기＋토마토 주스

재료

딸기 150g, 토마토 150g

만드는 법

1 재료를 적당한 크기로 썰어서 복합원 액기에 넣는다.

효능

피부 미용, 혈압 강하

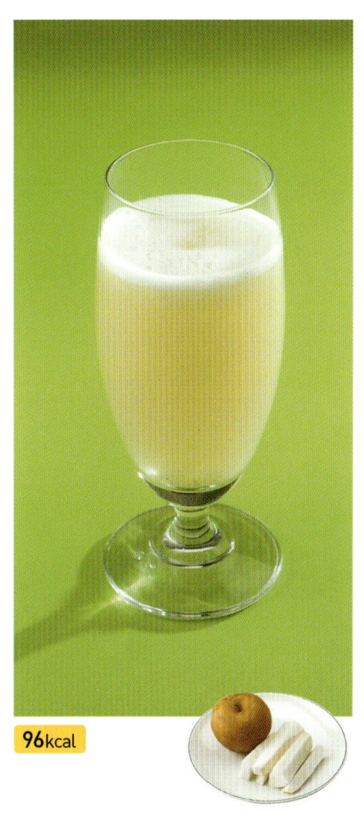

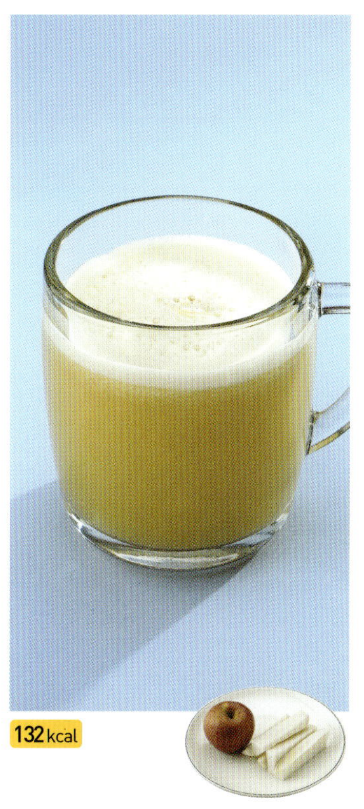

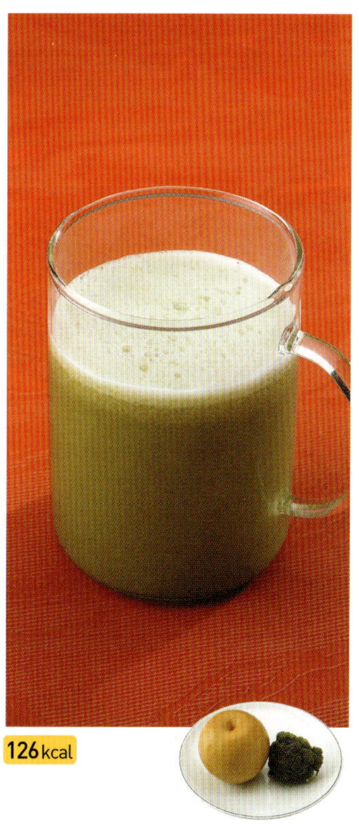

무＋배 주스

재료

무 100g, 배 200g

만드는 법

1 재료를 적당한 크기로 썰어서 복합원
   액기에 넣는다.

효능

감기 예방

무＋사과 주스

재료

무 100g, 사과 200g

만드는 법

1 재료를 적당한 크기로 썰어서 복합원
   액기에 넣는다.

효능

비만 방지

배＋브로콜리 주스

재료

배 250g, 브로콜리 100g

만드는 법

1 재료를 적당한 크기로 썰어서 복합원
   액기에 넣는다.

효능

변비, 소화 촉진, 비만 예방

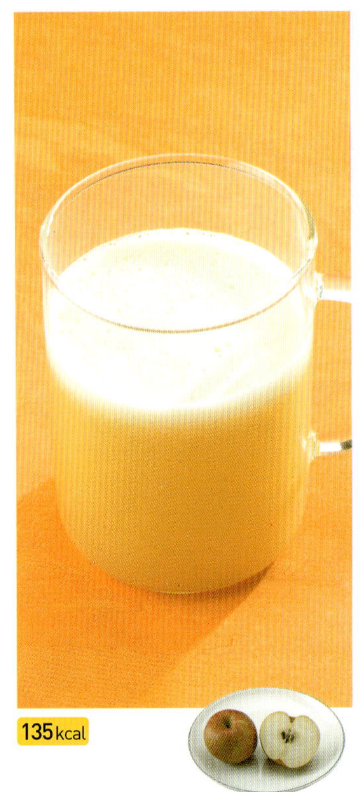

135 kcal

배＋사과 주스

재료

배 200g, 사과 100g

만드는 법

1 재료를 적당한 크기로 썰어서 복합원 액기에 넣는다.

효능

숙취 해소, 해열 작용

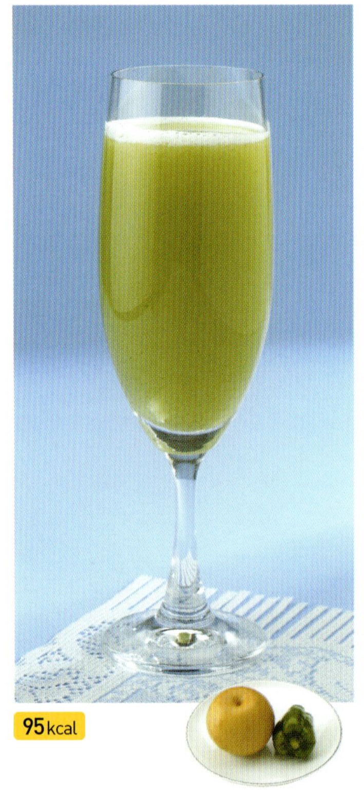

95 kcal

배＋피망 주스

재료

배 200g, 피망 100g

만드는 법

1 재료를 적당한 크기로 썰어서 복합원 액기에 넣는다.

효능

숙취, 스트레스 해소, 고혈압 · 동맥경화 예방

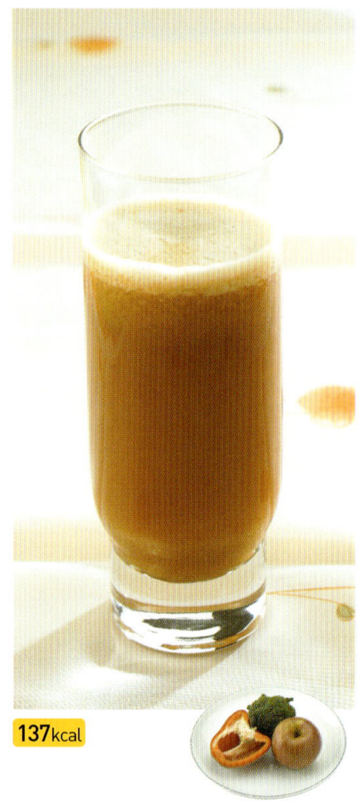

137 kcal

브로콜리＋사과 ＋피망 주스

재료

브로콜리 50g, 사과 200g, 피망 50g

만드는 법

1 재료를 적당한 크기로 썰어서 복합원 액기에 넣는다.

효능

천식 개선

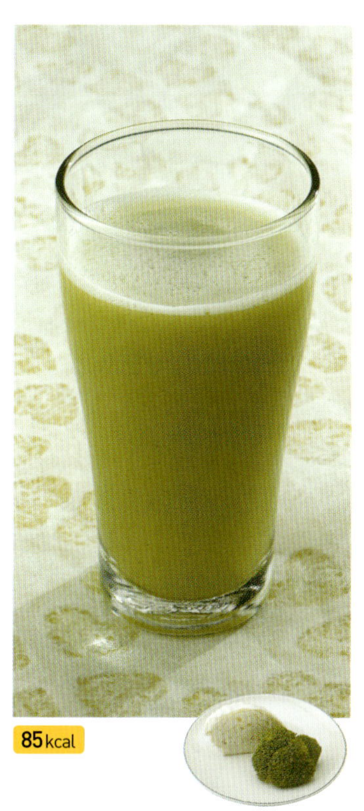

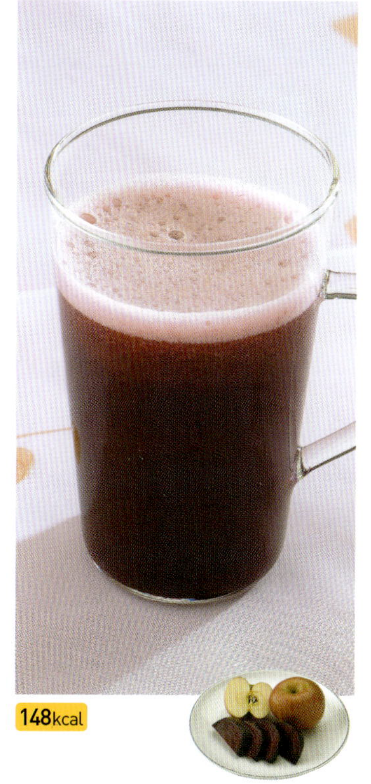

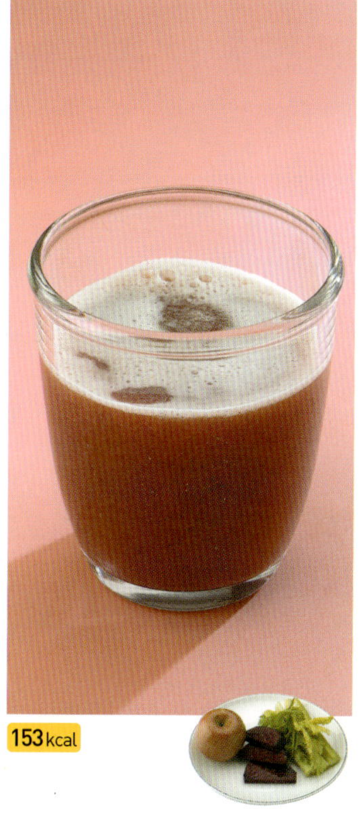

브로콜리+양배추 주스

재료

브로콜리 100g, 양배추 300g

만드는 법

❶ 재료를 적당한 크기로 썰어서 복합원
  액기에 넣는다.

효능

위장 보호, 노화 방지, 동맥경화, 정장 작
용

비트+사과 주스

재료

비트 100g, 사과 200g

만드는 법

❶ 재료를 적당한 크기로 썰어서 복합원
  액기에 넣는다.

효능

간 기능 강화

비트+사과
+셀러리 주스

재료

비트 50g, 사과 200g, 셀러리 100g

만드는 법

❶ 재료를 적당한 크기로 썰어서 복합원
  액기에 넣는다.

효능

간 기능 개선

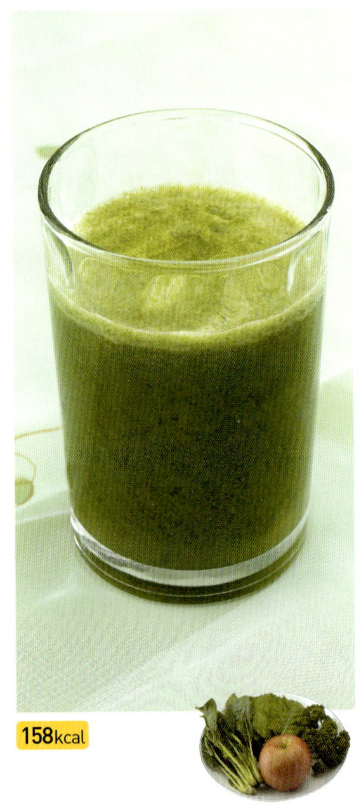

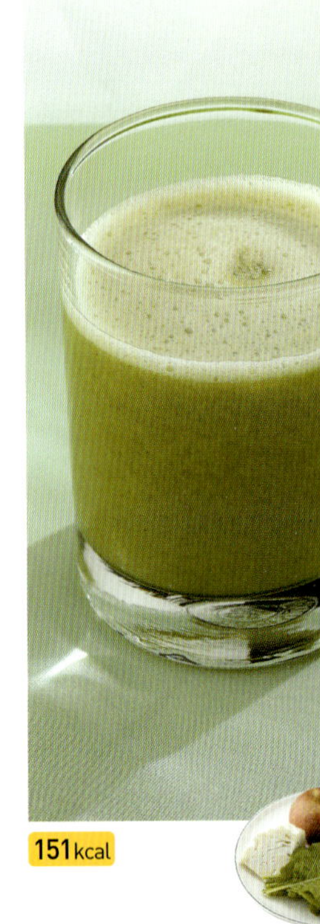

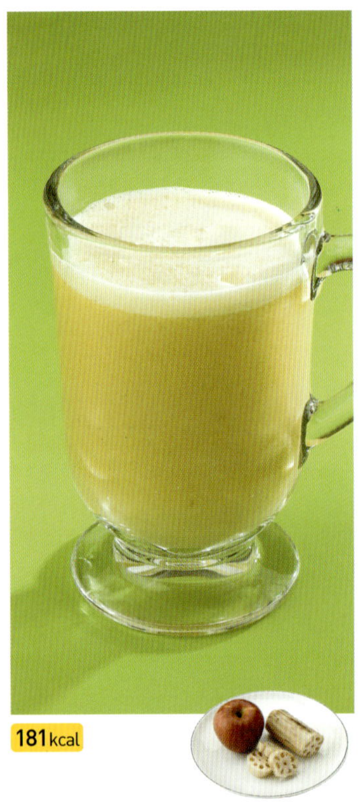

사과＋시금치＋케일 ＋파슬리 주스

재료

사과 200g, 시금치 50g, 케일 50g, 파슬리 50g

만드는 법

1 재료를 적당한 크기로 썰어서 복합원 액기에 넣는다.

효능

종기, 골다공증, 궤양, 변비, 빈혈, 월경 과다 개선

사과＋양배추 ＋케일 주스

재료

사과 200g, 양배추 100g, 케일 50g

만드는 법

1 재료를 적당한 크기로 썰어서 복합원 액기에 넣는다.

효능

항암 작용

사과＋연근주스

재료

사과 200g, 연근 100g

만드는 법

1 재료를 적당한 크기로 썰어서 복합원 액기에 넣는다.

효능

감기, 부종 해소

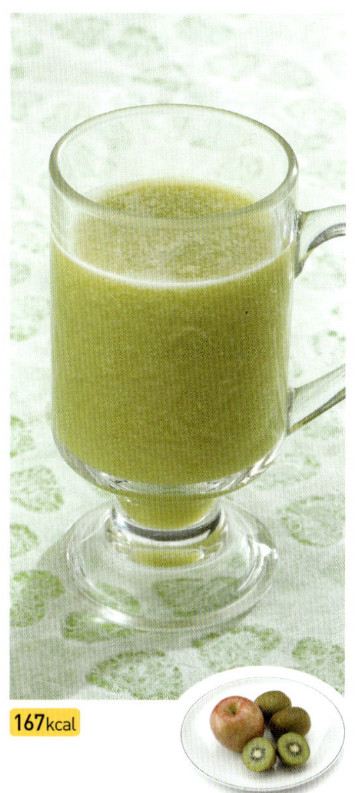

167kcal

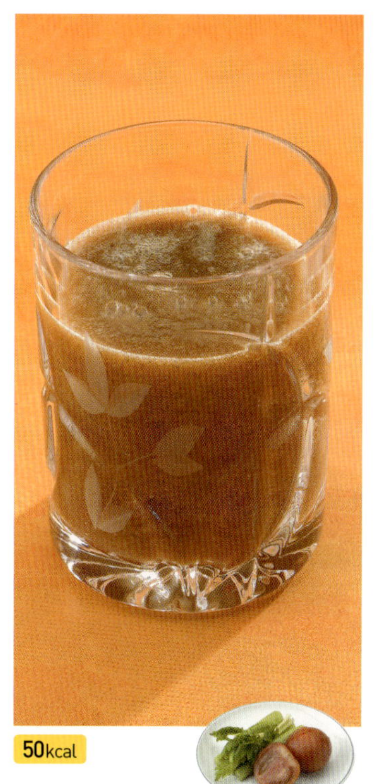

50kcal

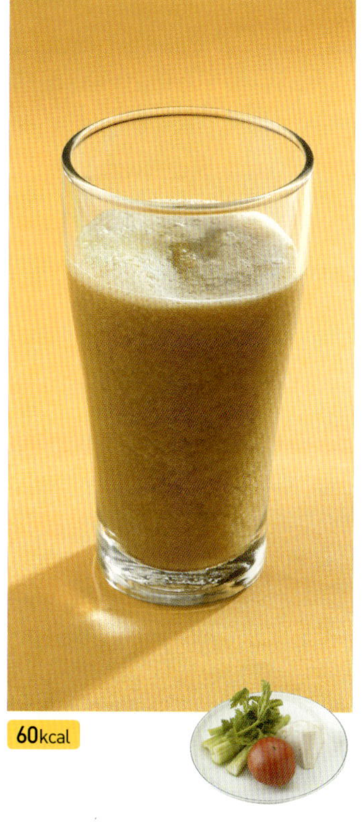

60kcal

사과＋키위 주스

재료

사과 150g, 키위 150g

만드는 법

1 재료를 적당한 크기로 썰어서 복합원 액기에 넣는다.

효능

식욕 증진, 감기 예방, 변비 개선, 고혈압 예방

셀러리＋토마토 주스

재료

셀러리 100g, 토마토 200g

만드는 법

1 재료를 적당한 크기로 썰어서 복합원 액기에 넣는다.

효능

눈의 피로, 불면증, 소화 불량, 식욕 부진

셀러리＋양배추 ＋토마토 주스

재료

셀러리 120g, 양배추 100g, 토마토 100g

만드는 법

1 재료를 적당한 크기로 썰어서 복합원 액기에 넣는다.

효능

궤양 개선

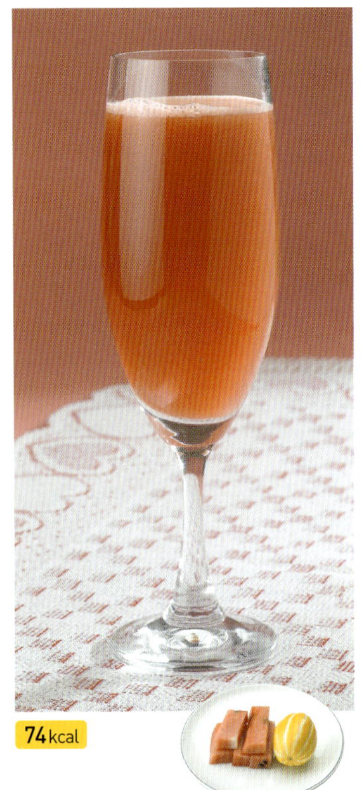

74 kcal

수박＋참외 주스

재료

수박 200g, 참외 100g

만드는 법

1 재료를 적당한 크기로 썰어서 복합원 액기에 넣는다.

효능

부종 해소, 이뇨 작용

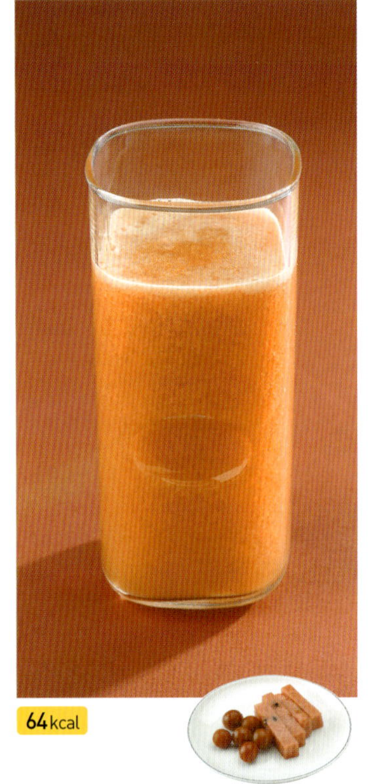

64 kcal

수박＋토마토 주스

재료

수박 200g, 토마토(방울토마토) 100g

만드는 법

1 재료를 적당한 크기로 썰어서 복합원 액기에 넣는다.

효능

숙취 해소, 신장 기능 강화

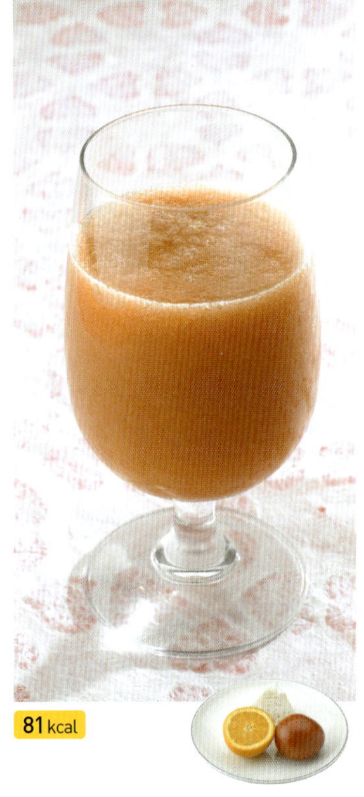

81 kcal

양배추＋오렌지 ＋토마토 주스

재료

양배추 50g, 오렌지 100g, 토마토 200g

만드는 법

1 재료를 적당한 크기로 썰어서 복합원 액기에 넣는다.

효능

항암 작용, 해독 작용

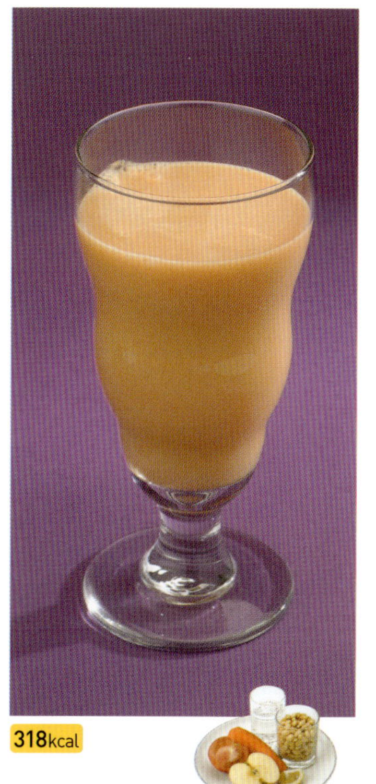

318kcal

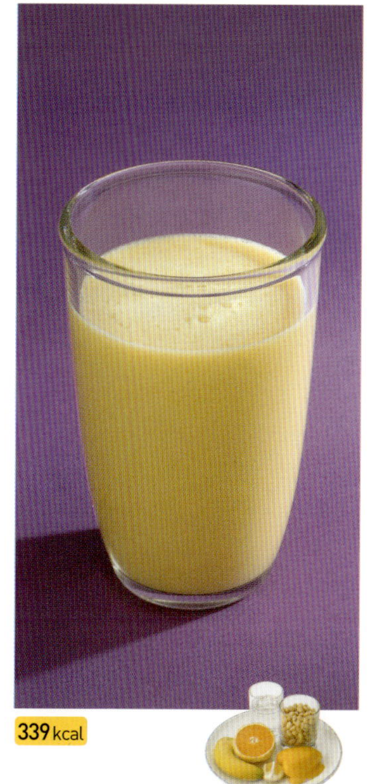

339kcal

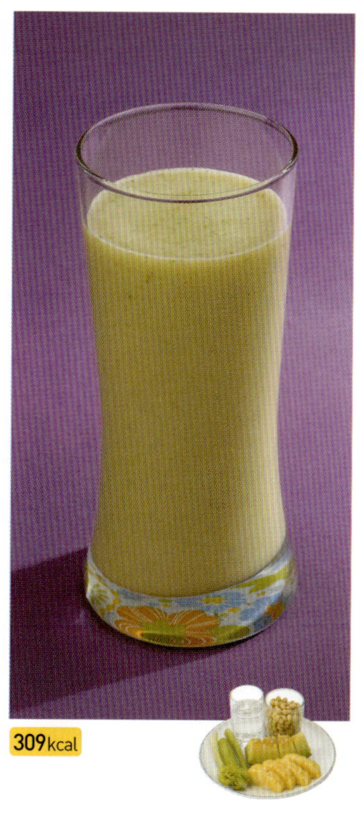

309kcal

당근＋레몬＋사과 ＋토마토 두유

재료

당근 50g, 레몬 10g, 사과 50g,
토마토 50g, 콩(삶은 것) 150g, 생수 150ml

만드는 법

1 삶은 콩에 생수를 부어 콩과 물을 함
께 스푼으로 복합원액기에 떠 넣는다.
2 당근, 레몬, 사과, 토마토를 적당히 썰
어 사이사이에 넣는다.

효능

피부 미용

레몬＋바나나＋오렌지 ＋파프리카 두유

재료

레몬 10g, 바나나 50g, 오렌지 50g, 파프
리카 50g, 콩(삶은 것) 150g, 생수 150ml

만드는 법

1 삶은 콩에 생수를 부어 콩과 물을 함
께 스푼으로 복합원액기에 떠 넣는다.
2 채소와 과일 재료를 적당히 썰어 사
이사이에 넣는다.

효능

고혈압 예방과 개선, 정신 안정

멜론＋셀러리 ＋파인애플 두유

재료

멜론 50g, 셀러리 50g, 파인애플 50g,
콩(삶은 것) 150g, 생수 150ml

만드는 법

1 삶은 콩에 생수를 부어 콩과 물을 함
께 스푼으로 복합원액기에 떠 넣는다.
2 멜론, 셀러리, 파인애플을 적당히 썰
어 사이사이에 넣는다.

효능

동맥경화 예방과 개선

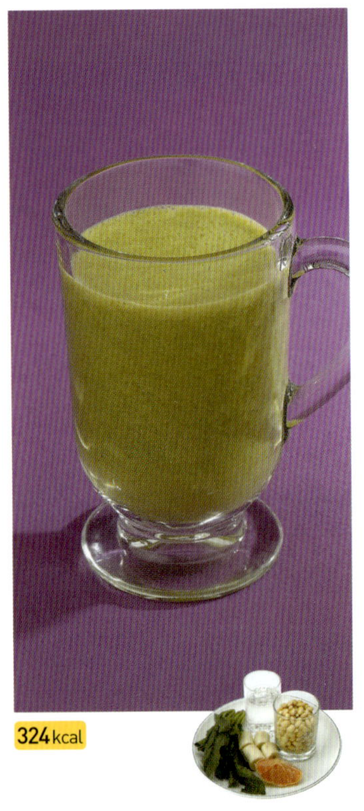

324 kcal

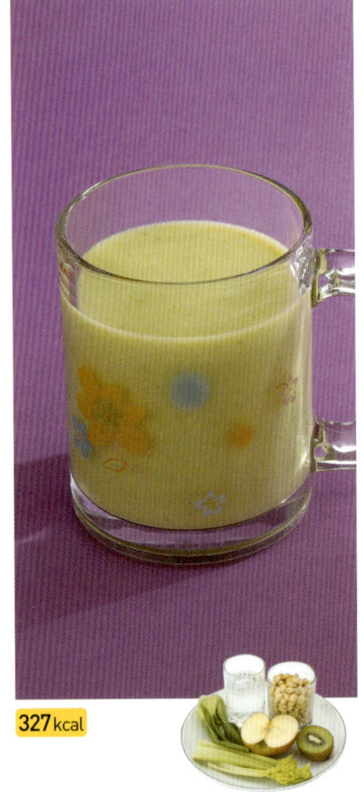

327 kcal

바나나＋시금치 ＋자몽 두유

재료

바나나 50g, 시금치 25g, 자몽 50g, 콩(삶은 것) 150g, 생수 150ml

만드는 법

1 삶은 콩에 생수를 부어 콩과 물을 함께 스푼으로 복합원액기에 떠 넣는다.
2 바나나, 시금치, 자몽을 적당히 썰어 사이사이에 넣는다.

효능

원기 회복

사과＋셀러리＋청경채 ＋키위 두유

재료

사과 50g, 셀러리 25g, 청경채 25g, 키위 50g, 콩(삶은 것) 150g, 생수 150ml

만드는 법

1 삶은 콩에 생수를 부어 콩과 물을 함께 스푼으로 복합원액기에 떠 넣는다.
2 사과, 셀러리, 청경채, 키위를 적당히 썰어 사이사이에 넣는다.

효능

부종 해소, 고혈압 예방, 변비 개선, 피부 미용

콩을 구수하게 삶는 방법

① 물에 콩을 담그고 5~6시간 정도 충분히 불린다.
② 불린 콩을 냄비에 담고 물이 자작할 정도로 붓고 끓인다.
③ 물이 끓기 시작한 지 7~8분 정도 지나면 불을 끈다. 5분 이하로 삶으면 비린내가 나고, 10분 이상 삶으면 너무 물러서 메주콩 냄새가 난다

채소 과일의 우유 주스

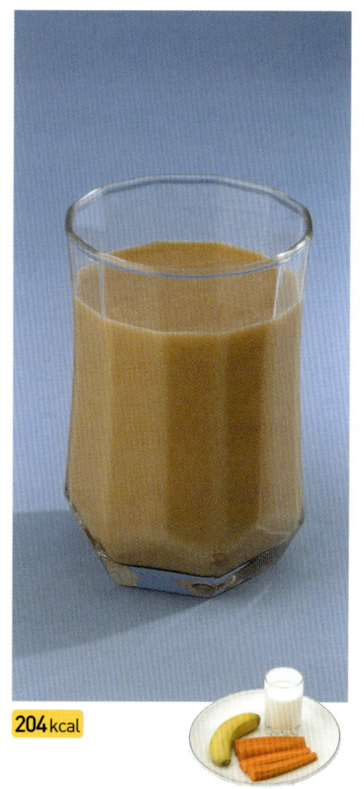

204 kcal

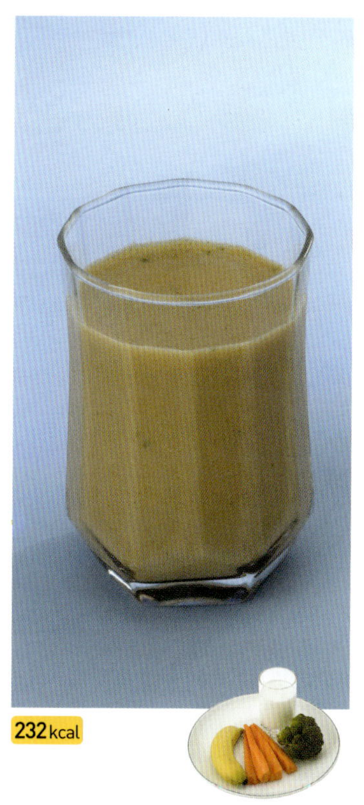

232 kcal

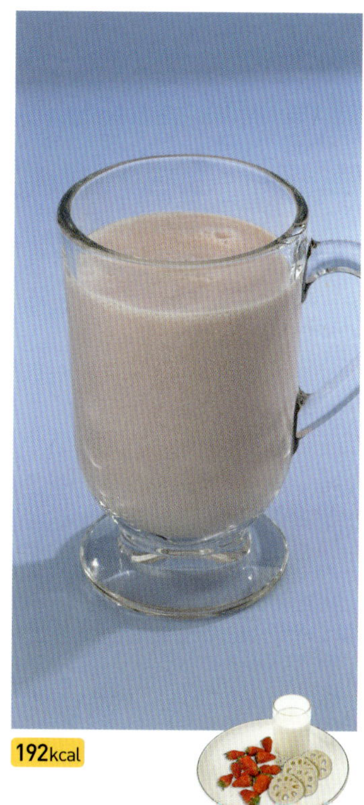

192 kcal

당근＋바나나 우유

재료

당근 100g, 바나나 100g, 우유 150ml

만드는 법

1 당근과 바나나를 적당한 크기로 썰어 우유와 번갈아 가며 복합원액기에 넣는다.

효능

아침 식사 대용

당근＋바나나 ＋브로콜리 우유

재료

당근 100g, 바나나 100g, 브로콜리 100g, 우유 150ml

만드는 법

1 브로콜리, 당근, 바나나를 적당한 크기로 썰어 우유와 함께 복합원액기에 번갈아 가며 넣는다.

효능

혈액 순환, 냉대하증 개선

딸기＋연근 우유

재료

딸기 100g, 연근 100g, 우유 150ml

만드는 법

1 연근과 딸기를 적당한 크기로 썰어 우유와 함께 번갈아 가며 복합원액기에 넣는다.

효능

골다공증 예방과 개선

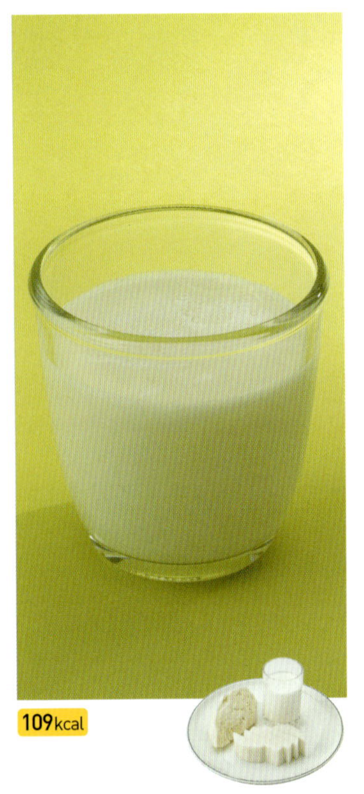

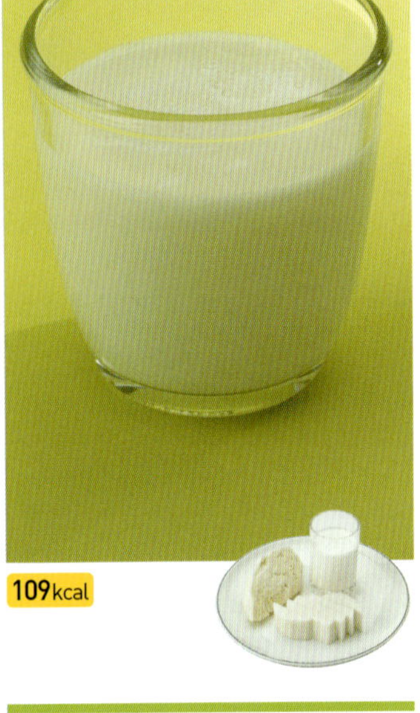

109 kcal

무＋양배추 우유

재료

무 100g, 양배추 150g, 우유 150ml

만드는 법

1 무와 양배추를 적당한 크기로 썰어 우유와 함께 복합원액기에 번갈아 가며 넣는다.

효능

위궤양 개선

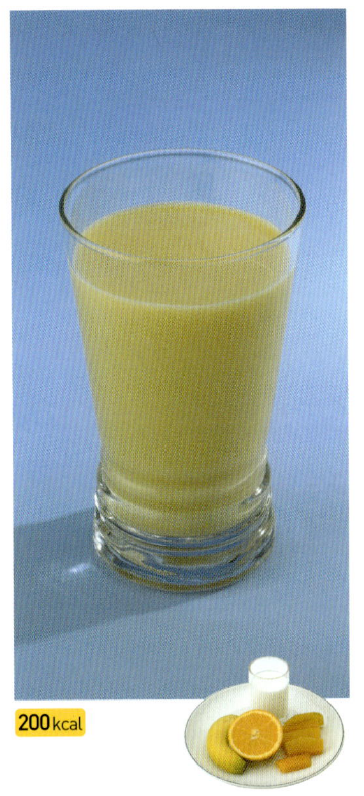

200 kcal

바나나＋오렌지 ＋호박 우유

재료

바나나 100g, 오렌지 50g, 호박(삶은 것, 단호박) 50g, 우유 150ml

만드는 법

1 호박, 바나나, 오렌지를 적당한 크기로 썰어 우유와 번갈아 가며 복합원액기에 넣는다.

효능

불면증 해소

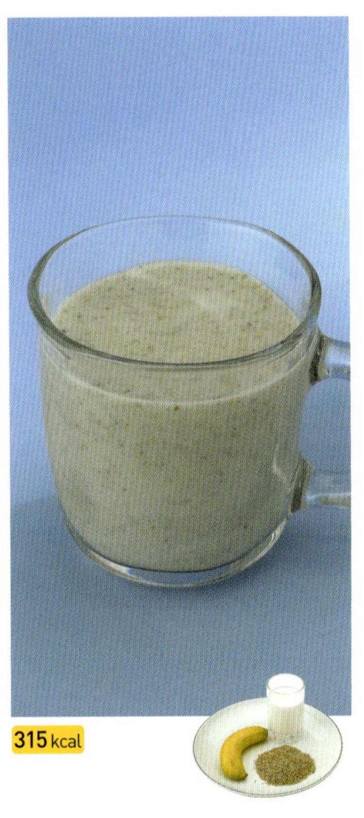

315 kcal

바나나＋참깨 우유

재료

바나나 100g, 참깨(볶은 것) 25g, 우유 150ml

만드는 법

1 믹서에 깨, 바나나, 우유를 넣고 간다.

효능

수험생 아침 식사 대용, 두뇌 발달

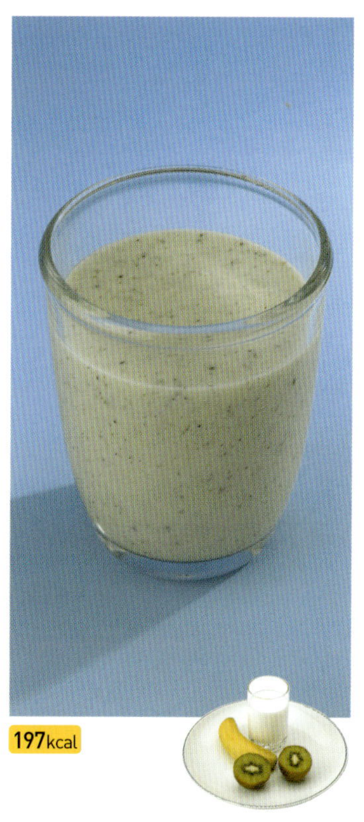

197 kcal

바나나+키위 우유

재료

바나나 100g, 키위(껍질 벗긴 것) 50g, 우유 150ml

만드는 법

1 믹서에 키위, 바나나, 우유를 모두 넣고 간다.

효능

아침 식사 대용

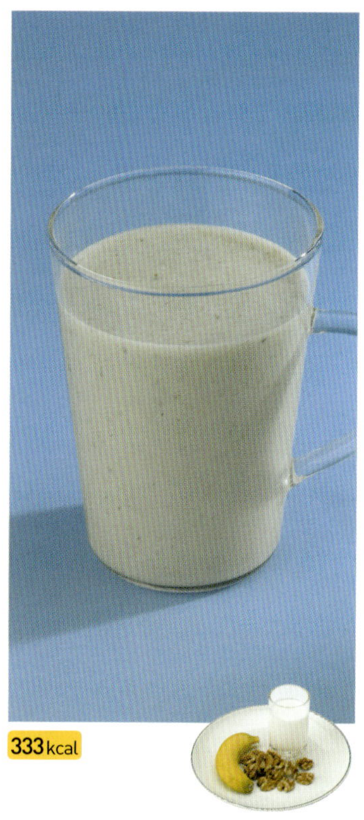

333 kcal

바나나+호두 우유

재료

바나나 100g, 호두 25g, 우유 150ml

만드는 법

1 믹서에 우유, 바나나, 호두를 모두 넣고 간다.

효능

뇌 기능 활성화

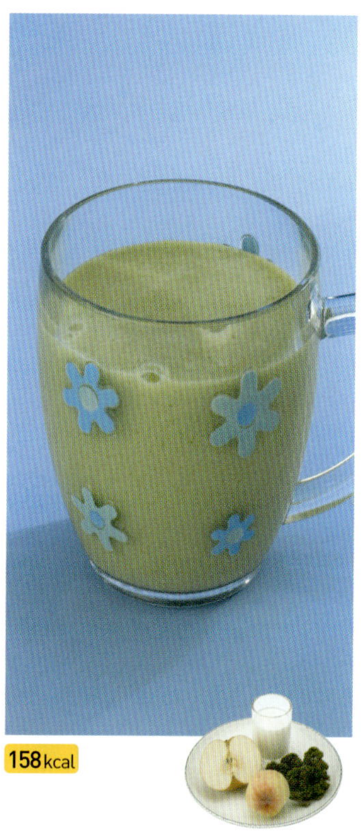

158 kcal

배+복숭아 +파슬리 우유

재료

배 100g, 복숭아 150g, 파슬리 20g, 우유 100ml

만드는 법

1 파슬리, 배, 복숭아를 적당한 크기로 썰어 우유와 함께 복합원액기에 번갈아 가며 넣는다.

효능

뇌 기능 활성화

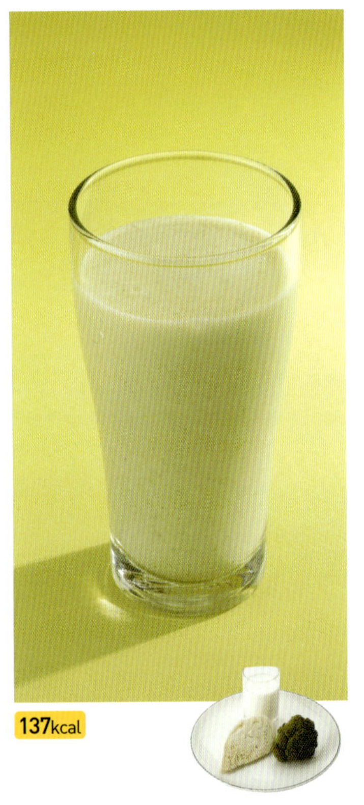

137kcal

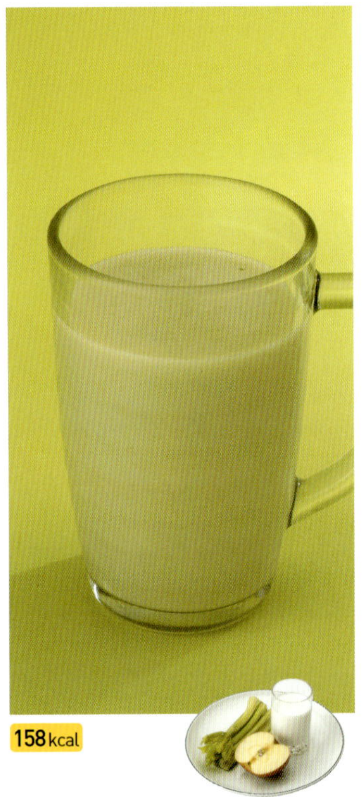

158kcal

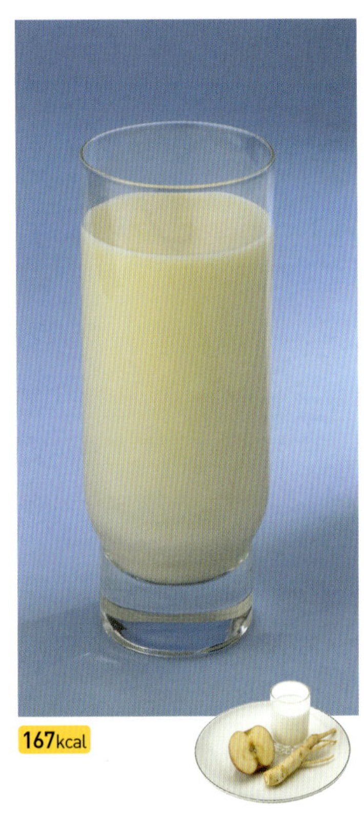

167kcal

브로콜리+양배추 우유

재료

브로콜리 100g, 양배추 100g,
우유 150ml

만드는 법

1 양배추, 브로콜리를 적당한 크기로 썰어 우유와 함께 복합원액기에 번갈아 가며 넣는다.

효능

위·십이지장궤양 개선, 피로 회복

사과+셀러리 우유

재료

사과 100g, 셀러리 50g, 우유 150ml

만드는 법

1 사과, 셀러리를 적당한 크기로 썰어 우유와 함께 복합원액기에 번갈아 가며 넣는다.

효능

신경 안정, 스트레스 해소

사과+수삼 우유

재료

사과 100g, 수삼 20g, 우유 150ml

만드는 법

1 수삼은 잘게 썰고, 사과는 7~8등분하여 우유와 함께 번갈아 가며 복합원액기에 넣는다.

효능

직장인 아침 식사 대용, 근력 강화

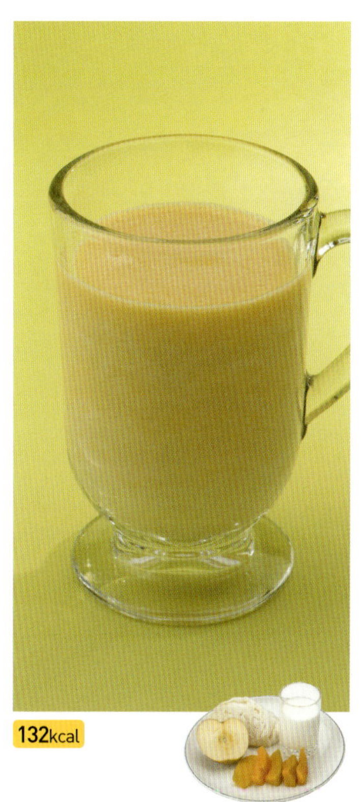

132kcal

사과＋양배추 ＋호박 우유

재료

사과 50g, 양배추 50g,
호박(삶은 것, 단호박) 50g, 우유 150ml

만드는 법

1 사과, 양배추, 호박을 적당히 토막 내
고 우유와 함께 복합원액기에 번갈아
가며 넣는다.

효능

면역력 증강, 체력 보강

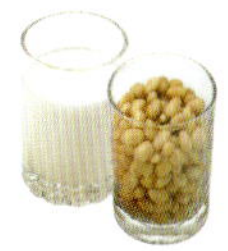

두유는 우유와 어떻게 다를까?

두유는 우유에 비해 칼슘 함량은 낮은 반면 칼륨 함량은 높다. 우유는 비
타민과 무기질 함량이 높은 양질의 단백질 식품이다. 특히 칼슘이 풍부한
데다 우리 몸에 흡수되기 쉬운 형태로 되어 있다. 하지만 철분과 비타민
C가 부족하기 때문에 식사 대신 우유만 마시면 살이 찌면서도 빈혈 증상
이 생기게 된다.

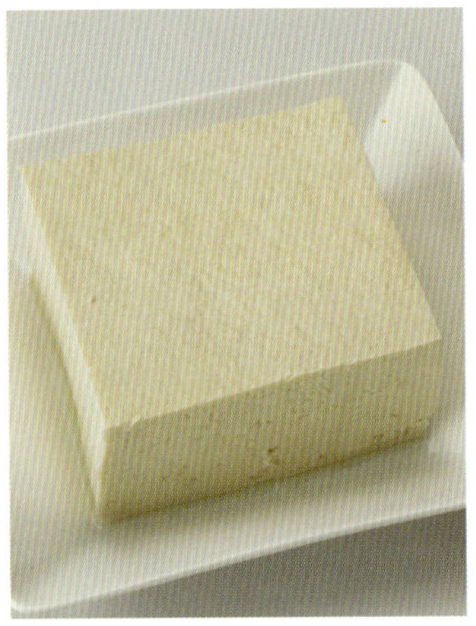

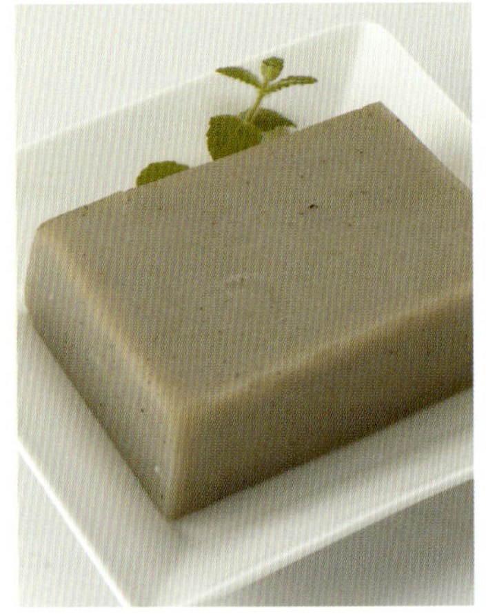

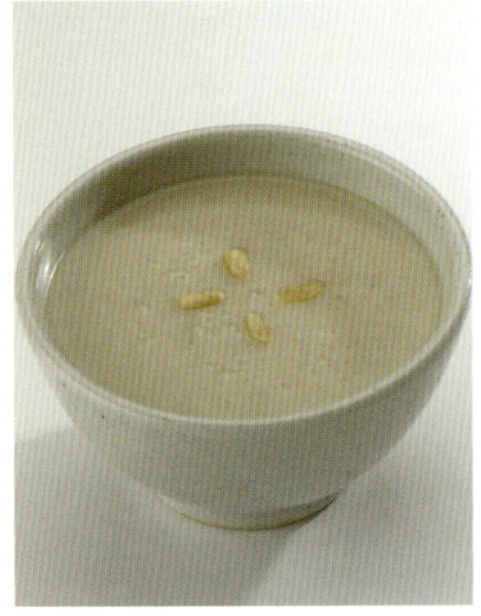

두부

재료

콩 300g, 간수 1큰술

만드는 법

1 콩을 깨끗이 씻어 5~6시간 이상 충분히 물에 불린다.

2 복합원액기에 불린 콩과 물을 1 : 2 비율로 큰 스푼으로 떠 넣어 콩물을 만든다(이때 생긴 찌꺼기는 콩비지 등으로 활용한다).

3 큰 솥에 ②의 콩물을 붓고 눌어붙지 않게 나무 주걱으로 저어 가며 끓인다.

4 콩물이 부글거리면서 넘치기 시작할 때 불을 끈다.

5 끓인 콩물을 걸름포로 짜 준다.

6 걸름포로 짠 콩물을 80℃ 이상의 온도로 데워서 간수를 1스푼(10cc) 넣고 나무 주걱으로 천천히 한두 번 저은 뒤 5분 정도 지나면 두유가 응고되어 순두부가 된다.

7 두부 틀에 걸름포를 깔고 ⑥의 순두부를 부은 뒤 모아 덮고 지그시 눌러 주면 맛있는 두부가 된다.

메밀묵

재료

메밀 300g, 물 적당량

만드는 법

1 메밀을 깨끗이 씻어 5~6시간 이상 충분히 물에 불린다.

2 불린 메밀을 조리로 잘 일어 돌을 제거하고 복합원액기에 메밀과 물을 1:2 비율로 큰 스푼으로 떠 넣어 메밀 원액과 찌꺼기를 분리한다.

3 ②의 메밀 원액을 바닥이 두꺼운 냄비에 붓고 나무 주걱으로 천천히 저어 끓여서 식히면 간편한 건강식 메밀묵이 된다.

들깨죽

재료

쌀 1/2컵, 들깨 20g, 소금 약간

만드는 법

1 쌀을 깨끗이 씻어 충분히 불린다.

2 들깨를 깨끗이 씻어 복합원액기에 들깨와 물의 비율을 1:2로 맞춰 투입한 후 들깨 원액을 만든다(이때 거피된 들깨 찌꺼기는 화분의 비료로 활용한다).

3 ①의 불린 쌀을 물을 붓고 밥알이 퍼질 때까지 충분히 끓이다가 ②의 들깨 원액을 넣고 나무 주걱으로 저어 가며 한소끔 끓여 소금으로 간한다.

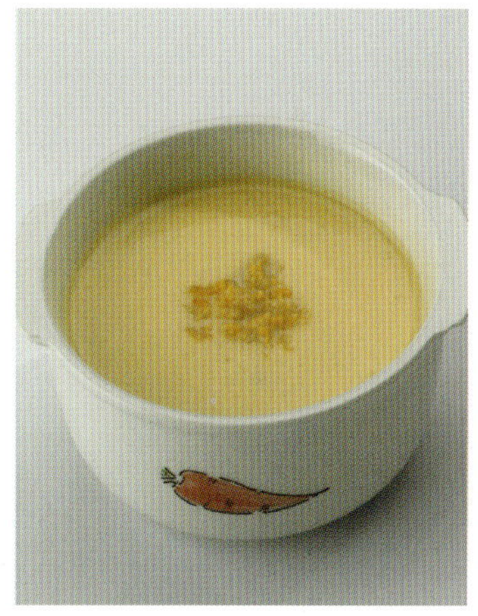 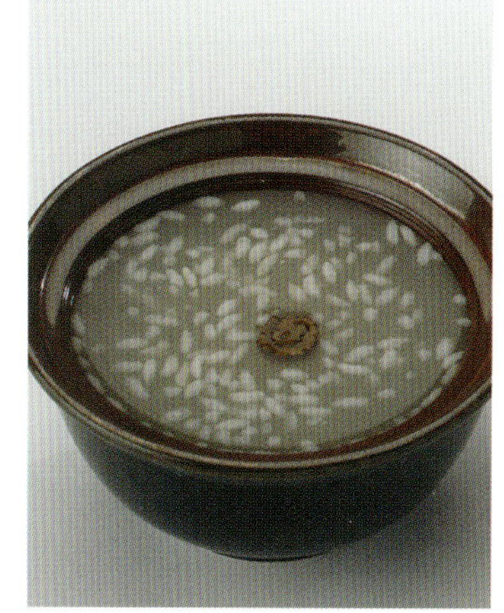

옥수수 수프

재료

캔 옥수수 200g, 우유 200g

만드는 법

1. 캔 옥수수의 뚜껑을 열고 물기를 뺀 후 옥수수만 준비한다.
2. ①의 옥수수에 우유를 넣고 숟가락에 우유와 옥수수가 1:1의 비율이 되게 하여 복합원액기에 넣어 옥수수 원액을 만든다.
3. ②의 옥수수 원액을 냄비에 붓고 끓인다.

식혜

재료

쌀 500g, 엿기름(빻지 않은 것) 300g, 설탕 약간

만드는 법

1. 쌀을 물에 불려 고슬고슬하게 밥을 짓는다.
2. 깨끗이 씻은 엿기름을 충분히 물에 불여 엿기름 0.5스푼, 물 2스푼의 비율로 복합원액기에 넣어 엿기름 원액과 찌꺼기를 분리한다.
3. 뿌옇게 추출된 원액을 1시간 동안 두어 앙금이 가라앉으면 위의 맑은 액만 조심스럽게 따라 낸다.
4. ③의 따라 낸 맑은 액을 ①의 밥에 붓고 밥알을 풀어 준다.
5. 밥솥을 보온으로 맞춰 놓고 4시간 정도 지나면 밥알이 위로 떠오른다.
6. ⑤를 큰 솥에 붓고 같은 양의 물을 더 부어 팔팔 끓인다.
7. 설탕을 적당히 넣는다. 기호에 따라 생강을 조금 넣으면 향도 좋고 감기 예방에도 도움이 된다.

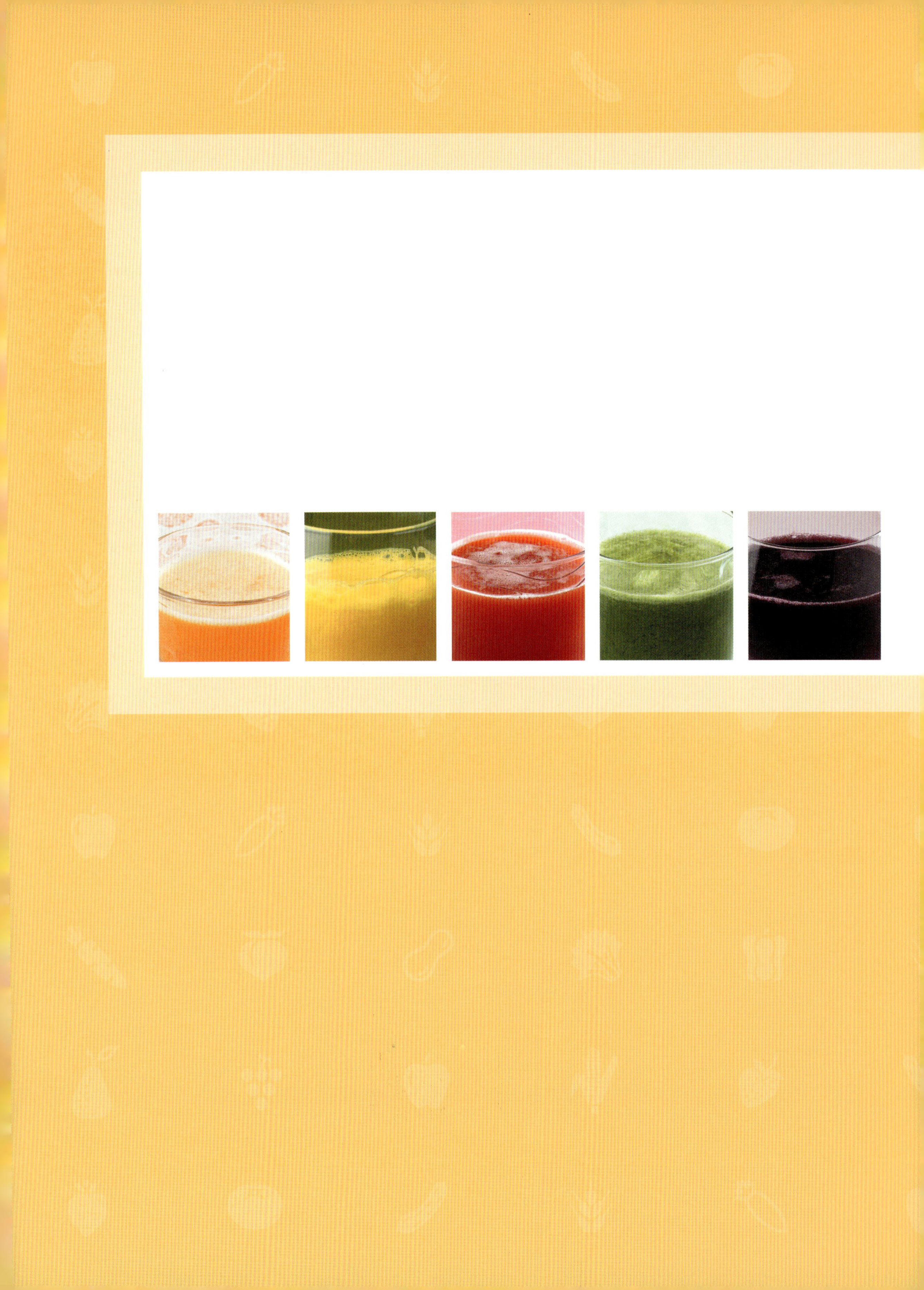

사진과 도표로
건강 주스 한눈에 보기

chapter 3

아침 식사 대용으로 좋은 영양 주스 | 성장기 어린이에게 좋은 주스 | 공부에 지친 수험생을 위한 주스 | 업무에 지친 남편을 위한 주스 | 가사 노동이 많은 주부를 위한 주스 | 기력이 떨어진 노부모를 위한 주스 | 증상에 따라 골라 마시는 주스

아침 식사 대용으로 좋은 영양 주스

아침 식사를 습관적으로 거르는 남편과 아이들에게 필요한 신선한 영양 주스.
건강하고 활기찬 하루를 시작하게 한다.

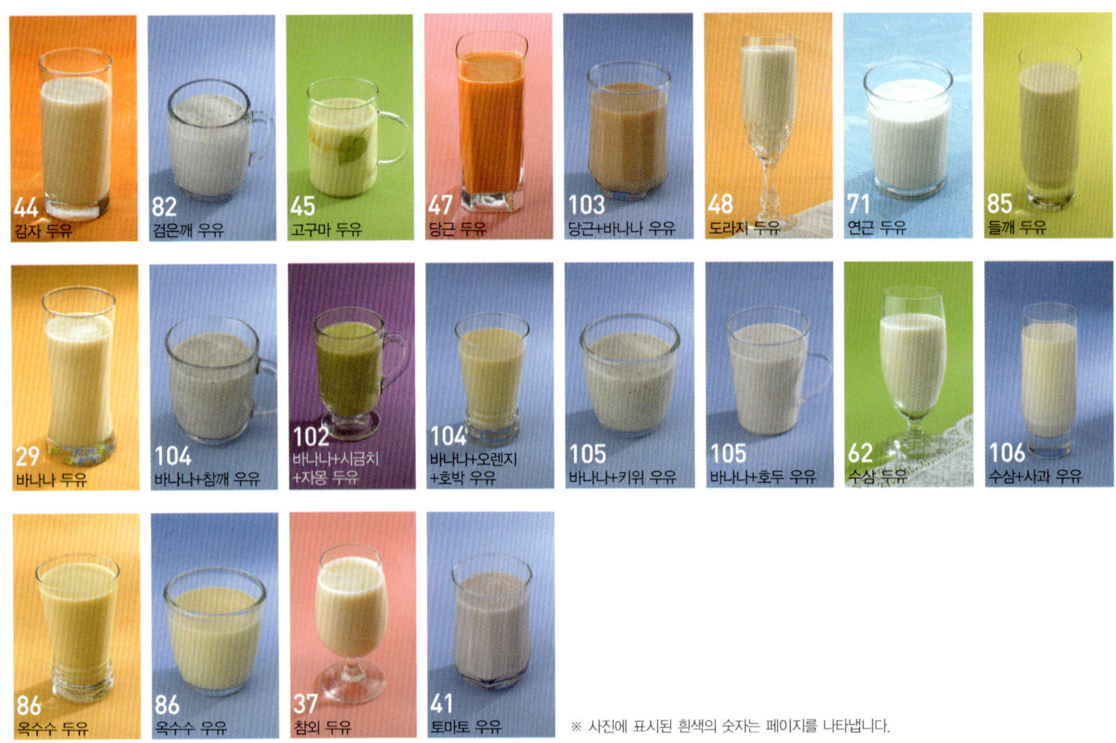

※ 사진에 표시된 흰색의 숫자는 페이지를 나타냅니다.

성장기 어린이에게 좋은 주스

요즘 어린이들은 탄산음료와 인스턴트식품을 선호하며 편식 습관까지 있어 비만이나 허약 체질이 되어 가고 있다.
다음의 주스는 어린이의 신체 발육과 두뇌 발달을 도와준다.

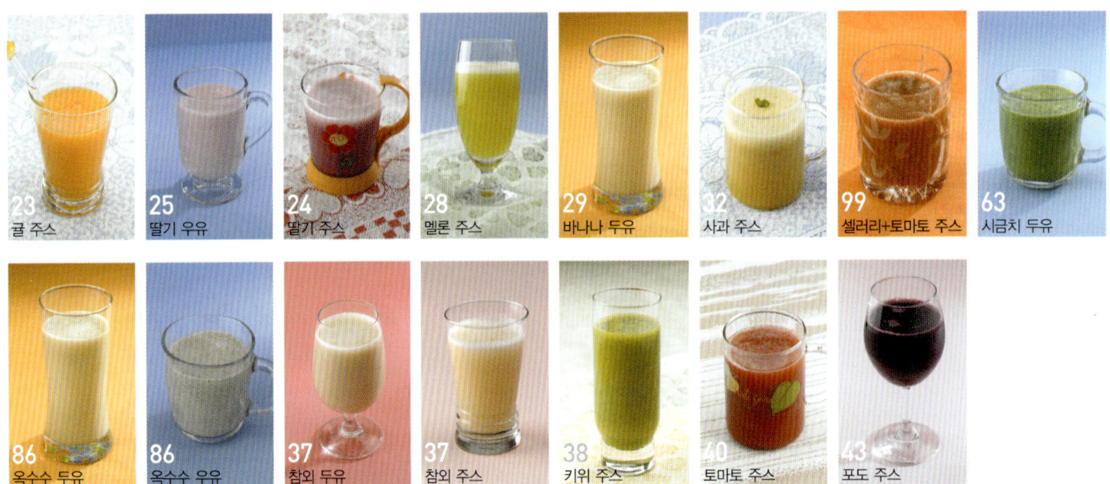

공부에 지친 수험생을 위한 주스

수험생은 머리가 맑아야 한다. 두뇌를 맑게 하고, 눈의 피로를 풀어 주며, 집중력을 향상시키며
체력을 유지할 수 있게 도와주는 주스가 필요하다.

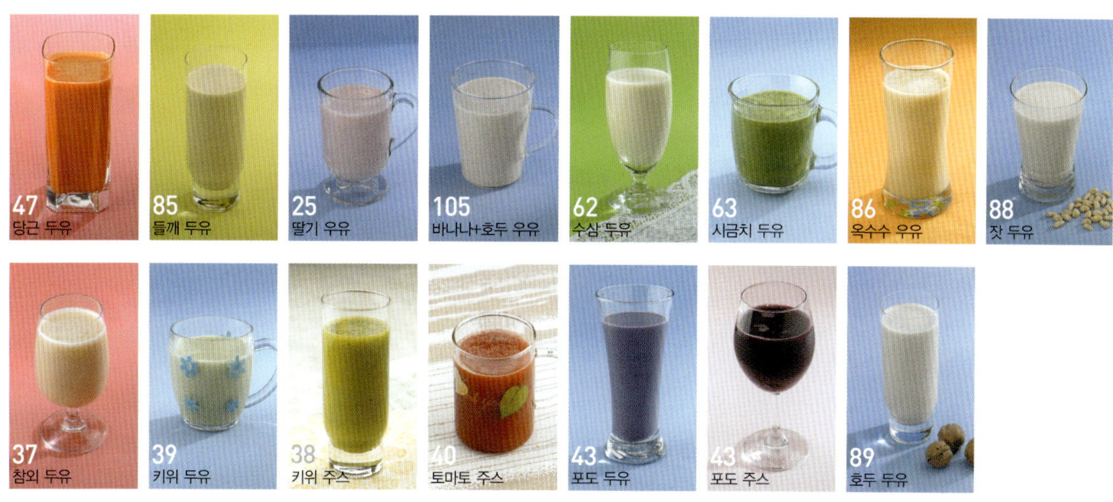

업무에 지친 남편을 위한 주스

과중한 업무에 지친 남편에게는 정신과 육체의 피로를 풀어 주고, 기력을 회복시켜 주며,
각종 생활습관병 예방에 효과가 있는 주스가 바람직하다.

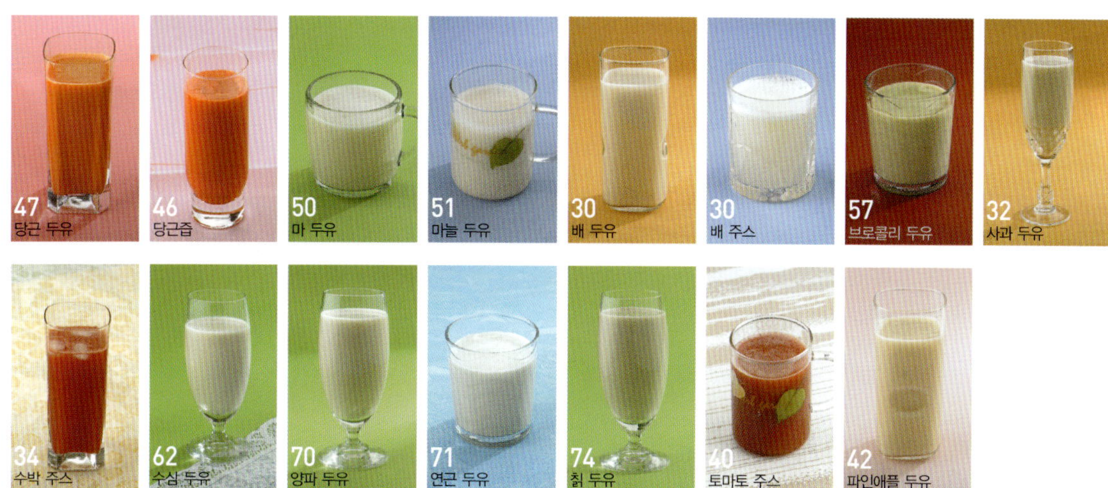

가사 노동이 많은 주부를 위한 주스

집안일에 지친 아내의 피로를 풀어 주고, 피부 미용과 다이어트에 효과가 있으며,
생리 장애나 변비를 예방하게 해 주는 주스가 필요하다.

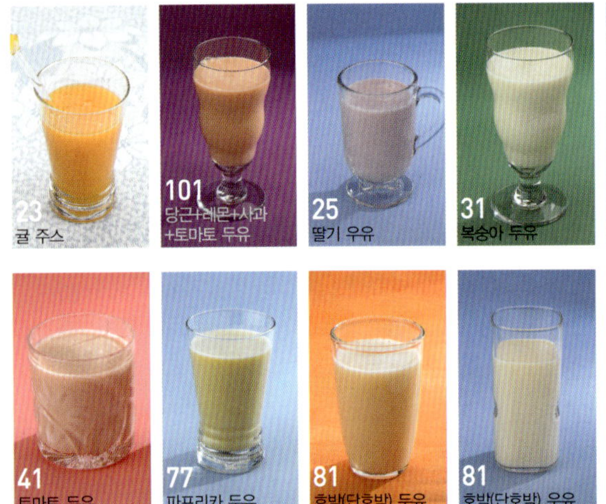

기력이 떨어진 노부모를 위한 주스

떨어진 기력을 회복하는 데 좋고, 치매 예방에 효과가 있는 주스가 좋다.
특히 여성일 경우 갱년기 장애나 골다공증 예방에 도움이 되는 주스를 마시면 도움이 된다.

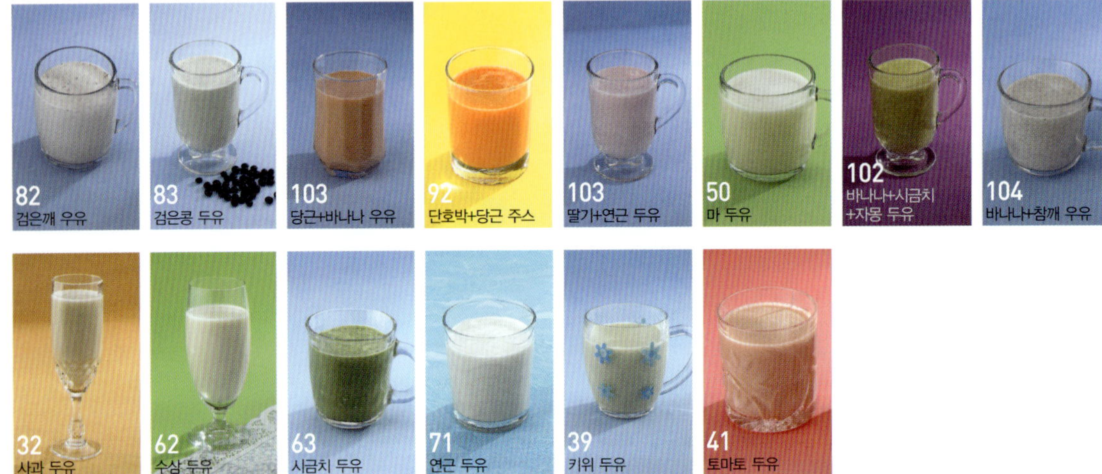

증상에 따라 골라 마시는 주스 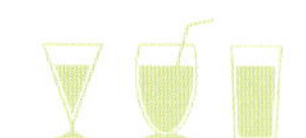

증상	설명	추천 주스
가래 · 기침 · 천식	감기 등의 후유증으로 기관지에 점액이 생기는 것이 가래이고, 이를 배출하기 위한 생리적 작용이 기침이며, 기관지 내에 점액이 과다하게 고여 호흡 곤란 증상이 발생한 것이 천식이다. 기관지 점액을 가라앉히는 효과가 있는 채소와 과일의 섭취가 중요하다.	감 주스, 도라지 두유, 도라지즙, 멜론 주스, 무즙, 배 두유, 배 주스, 복숭아 주스, 브로콜리+사과+피망 주스, 생강 두유, 알로에 두유, 연근즙
간 기능 강화	우리나라는 지나친 음주 문화 때문에 외국에 비해 간 질환 환자가 많은 편이다. 우선은 과음하는 습관을 버리는 것이 가장 중요하다. 간 기능을 강화할 수 있는 비타민과 미네랄 등의 영양소가 많이 함유된 채소와 과일을 꾸준히 섭취하자.	당근 두유, 당근+사과+셀러리 주스, 돌나물 두유, 돌나물즙, 미나리 두유, 비트+사과+셀러리 주스, 사과+양배추+케일 주스, 신선초 두유, 알로에 두유, 케일 두유
감기	감기는 인체의 면역력과 저항력이 떨어지면 걸리기 쉽다. 비타민A · C · 나트륨 등을 충분히 섭취하며 휴식을 취하고 감기에 대한 저항력을 키워야 한다.	귤 두유, 귤 주스, 당근+사과+토마토 주스, 딸기 주스, 무+배 주스, 사과+연근 주스, 사과+키위 주스, 생강 두유, 연근 두유, 오렌지 두유, 오렌지 주스, 칡즙
갱년기 장애	여성의 갱년기 장애는 난소 기능이 떨어져 여성 호르몬인 에스트로겐이 급격히 줄어들면서 생기는 증상이다. 콩의 주요 성분인 이소플라본이 에스트로겐의 기능을 대행하므로 콩의 섭취를 늘리고 노화를 방지하는 비타민C와 E 그리고 철분이 함유된 식품을 많이 섭취하면 극복할 수 있다.	검은콩 두유, 당근+시금치+파슬리 주스 석류 두유, 셀러리 두유, 시금치 두유, 쑥 두유, 키위 두유, 파인애플 두유, 파프리카 두유 호박(단호박) 두유
건망증	신경 전달 물질인 도파민이나 아세틸콜린의 생성을 돕는 비타민B₆와 뇌 기능을 활성화시키는 비타민B₁ · B₂, 노화를 방지하는 비타민E 등이 함유된 식품을 많이 섭취하면 건망증의 예방과 치료에 도움이 될 것이다.	감자 두유, 고구마 두유, 들깨 두유 바나나 두유, 바나나+호두 우유 잣 두유, 호두 두유, 호박(단호박) 두유
고혈압	고혈압을 예방하기 위해서는 평소 염분 섭취를 줄이고 술과 담배를 멀리해야 한다. 고혈압을 진정시키기 위해서는 염분을 배출하는 칼륨과 칼슘의 섭취를 늘리는 것이 좋다.	감자 두유, 감자즙, 검은콩 두유, 딸기+토마토 주스, 마 두유, 바나나 두유, 배+피망 주스, 복숭아 주스 사과+셀러리+청경채+키위 두유, 사과+키위 주스 솔잎 두유, 쑥갓 두유, 알로에 두유, 키위 주스 토마토 주스, 피망 두유
골다공증	골다공증은 뼈의 밀도가 엉성하고 약해져 쉽게 골절이 발생하는 증상이다. 칼슘 함량이 많은 음식과 칼슘의 흡수를 도와주는 비타민D, 칼슘의 손실을 막아 주는 비타민K를 충분히 섭취해야 골다공증을 예방할 수 있다.	당근+바나나+브로콜리 우유, 레몬 두유, 레몬 주스 브로콜리 즙, 브로콜리+양배추 두유 사과+시금치+케일+파슬리 주스, 시금치 두유, 쑥갓 두유, 양배추 우유, 양배추즙, 케일 두유
관절염	관절염은 오랜 세월 동안 체중을 지탱해 온 관절이 나이가 듦에 따라 노화 현상으로 인해 오는 경우와, 신장 기능이 저하되어 몸속의 노폐 혈액이 걸러지지 않고 관절이나 근육 사이에 축적되어 생기는 경우가 있다. 혈액 중의 노폐물을 제거하고, 혈액을 맑게 하는 음식을 섭취하며, 체중을 줄이는 것이 효과적이다.	당근+사과+토마토 주스, 멜론 주스, 무즙 신선초 두유, 신선초즙, 파인애플 두유
눈의 피로	인체에 비타민A와 비타민B₂가 결핍되면 시력이 떨어지고 눈이 쉽게 피로해진다. 시력 보호와 눈의 건강을 위하여 비타민A와 비타민B₂가 풍부한 채소와 과일을 많이 먹는다.	당근 두유, 당근+사과+셀러리 주스 당근+사과+토마토 주스, 당근+셀러리+파슬리 주스 당근즙, 셀러리+토마토 주스, 호박(단호박) 두유 호박(단호박) 우유, 호박즙
당뇨병	당뇨 환자는 자신에게 맞는 적절한 영양의 균형 있는 식사를 정해진 시간에 먹어야 한다. 비타민과 미네랄이 함유된 채소와 과일의 섭취를 늘리되, 당분이 지나치게 많은 과일은 피하는 것이 좋다.	마즙, 멜론 주스, 무+양배추 우유, 솔잎 두유 신선초 두유, 양배추 두유, 양파 두유, 호박(단호박) 두유

증상에 따라 골라 마시는 주스 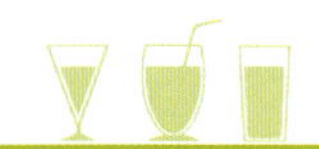

증상	설명	추천 주스
동맥경화	동맥경화는 혈관 내 벽에 지방이 붙어 혈액의 흐름을 방해하는 것으로, 여러 가지 생활습관병의 원인이 된다. 콜레스테롤 수치를 낮추는 펙틴 성분이 많은 음식을 섭취하여 미리 예방하는 것이 최선의 방법이다.	검은콩 두유, 귤 주스, 딸기 두유, 배+피망 주스 브로콜리+양배추 주스, 브로콜리 두유, 사과 두유 솔잎 두유, 키위 주스, 토마토 주스
두뇌 발달	두뇌 발달에는 비타민B와 비타민E, 칼슘 등이 풍부한 채소와 과일, 우유, 콩 식품을 많이 섭취하면 도움이 된다.	들깨 두유, 바나나 두유, 바나나+호두 우유 배+복숭아+파슬리 두유, 수삼 두유, 잣 두유 호두 두유, 호박(단호박) 두유
만성 피로	비타민B₁은 피로 물질을 분해하고 비타민C는 스트레스로 인한 피로 회복에 효과가 있으므로 비타민B₁과 비타민C가 많이 함유된 채소와 과일의 섭취를 늘리고 충분한 휴식을 취하도록 한다.	귤 두유, 귤 주스, 당근+브로콜리+수박 주스 당근+시금치+파슬리 주스, 레몬 두유, 레몬 주스 사과 두유, 사과 주스, 양파 두유, 연근 두유, 오렌지 두유, 오렌지 주스, 자몽 주스, 참외 두유 참외 주스, 파프리카 두유, 포도 두유, 포도 주스
변비	변비는 장의 연동 운동이 잘되지 않는 이완성 변비와, 변이 단단하게 뭉쳐 잘 나오지 않는 경련성 변비가 있다. 식이섬유와 비타민C가 풍부한 채소와 과일을 꾸준히 섭취하면 해소할 수 있다.	고구마 두유, 당근+사과+셀러리 주스, 딸기 주스 바나나 두유, 복숭아 주스, 사과 두유, 사과 주스 사과+키위 주스, 셀러리 두유, 쑥 두유, 알로에 두유 양배추 두유, 연근 두유, 청경채 두유, 청경채즙 파인애플 두유, 파인애플 주스
부종	부종은 몸에 수분 함량이 비정상적으로 많아 부은 상태를 말하며, 부기 해소를 위해서는 수분과 소금 섭취를 줄이고 소변이 잘 나오게 이뇨 작용을 돕는 칼륨이 많은 식품을 섭취하는 것이 좋다.	감자 두유, 멜론 주스, 사과+셀러리+청경채+키위 두유 사과+시금치+케일+파슬리 주스, 수박 두유, 수박 주스, 수박+참외 주스, 오이 두유, 오이즙, 호박(단호박) 두유, 호박즙
불면증	아미노산의 일종인 트립토판과 칼슘은 정신을 안정시켜 수면을 유도한다. 트립토판과 칼슘이 풍부하게 함유된 유제품과, 트립토판의 활동을 돕는 비타민B₆가 함유된 채소, 과일을 많이 섭취하면 불면증 해소에 도움이 된다.	바나나 우유, 바나나+오렌지+호박 우유 사과+셀러리 우유, 사과+양배추+호박 두유 양배추 우유, 칡 두유, 호박(단호박) 우유
비만	비만은 고칼로리 음식과 운동량 부족으로 생기므로 꾸준한 운동을 하고 식사량을 줄여야 한다. 채소와 과일, 두유로 이루어진 음료는 포만감을 느끼게 하므로 쉽게 식사량을 줄일 수 있다.	감자 두유, 감자즙, 무+사과 주스, 배 두유 배+브로콜리 주스, 브로콜리 두유, 사과 두유, 양배추 두유, 토마토 주스, 포도 두유, 호박(단호박) 두유
빈혈	빈혈은 혈액 속의 적혈구나 헤모글로빈의 양이 부족하여 발생되는 증상이므로 적혈구와 헤모글로빈의 생성을 촉진하는 철분, 비타민B₆, 비타민C 등이 많이 함유된 채소와 과일을 섭취하면 증상이 개선된다.	귤 주스, 당근+시금치+파슬리 주스, 미나리 두유 밀싹즙, 사과+시금치+케일+파슬리 주스, 시금치즙 자몽 주스, 파슬리 두유, 파슬리즙, 포도 주스
생리 불순 · 생리통	생리 불순이나 생리통에는 혈액 순환을 좋게 하고 아랫배를 따뜻하게 하는 것이 중요하다. 혈액 순환을 촉진하는 마그네슘이나 생리통을 완화해 주는 비타민B₆과, 혈관 강화 작용을 하는 비타민C가 많이 함유된 음식을 섭취함으로써 여성만의 불편을 해소할 수 있다.	귤 주스, 복숭아 주스, 부추 두유 사과+시금치+케일+파슬리 주스, 석류 두유, 석류 주스, 쑥 두유, 키위 주스, 파인애플 두유, 호박(단호박) 두유
설사	설사는 장 속에 해로운 균이 번식하여 변을 묽게 하는 것으로, 유해균의 번식을 억제하기 위하여 유익한 균인 비피더스균의 번식을 돕는 올리고당이 함유된 채소와 과일을 섭취하면 설사를 멈추게 할 수 있다.	감 주스, 바나나 두유, 부추 두유, 사과 두유 사과 주스, 쑥갓 두유, 옥수수 두유, 칡 두유 파인애플 두유, 파인애플 주스

증상에 따라 골라 마시는 주스

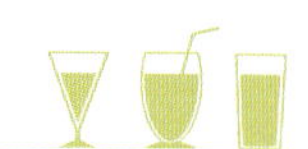

증상	설명	추천 주스
소화 불량	식사 후 속이 더부룩하거나 통증, 불편한 포만감 등이 느껴질 때는 식이섬유와 비타민 B_1이 풍부하게 함유된 주스를 마시면 쉽게 해소된다.	당근+사과+셀러리 주스, 당근+시금치 주스, 마즙 멜론 주스, 무+양배추 우유, 무즙, 배+브로콜리 주스, 셀러리+토마토 주스, 키위 두유, 키위 주스, 파인애플 주스
숙취	음주 후 머리가 무겁고 술이 빨리 깨지 않으면 알코올을 신속히 분해하고 해독하는 소화 효소나 비타민C와 과당이 많이 함유된 주스를 마시면 숙취 해소가 빨라진다.	감 주스, 녹차 두유, 멜론 두유, 멜론 주스 배 두유, 배 주스, 배+사과 주스, 수박 주스 수박+토마토 주스, 연근 두유, 칡 두유
스태미나 증진	스태미나가 떨어지면 매사에 소극적이고 자신감이 없어지지만 스태미나가 증진되면 무슨 일이든 적극적으로 임하게 되고, 생활에도 활력이 넘친다.	당근+호박(단호박) 주스, 마 두유, 마늘 두유, 마즙 바나나+시금치+자몽 두유, 부추 두유, 수삼 두유 양파 두유, 연근 두유, 토마토 우유
스트레스	스트레스는 만병의 근원이다. 스트레스를 받으면 체내의 비타민C가 급격히 소모된다. 비타민C 섭취를 늘리고 진정 효과가 있는 칼슘과 뇌의 피로를 풀어 주는 비타민 B_1이 풍부한 음식을 섭취하고 충분한 휴식을 취하는 것이 효과적이다.	감 주스, 귤 두유, 귤 주스 레몬+바나나+오렌지+파프리카 두유, 멜론 두유, 멜론 주스, 미나리 두유, 배+피망 주스, 브로콜리 두유, 셀러리+토마토 주스, 연근 두유 오렌지 주스, 키위 주스
식욕 부진	식욕 부진은 소화 기능의 이상이나 스트레스 등이 주요 원인이므로 위장 기능을 강화하고 스트레스를 해소할 수 있는 비타민C와 철분 함량이 많은 채소와 과일을 섭취하면 식욕이 회복되고 활력을 되찾을 수 있다.	당근+사과+셀러리 주스, 돌나물 두유, 돌나물 주스 딸기 우유, 브로콜리 두유, 사과+키위 주스, 생강 두유, 셀러리+토마토 주스, 쑥 두유, 양배추 우유 파인애플 두유
심장병	심장병은 여러 가지 복합적인 요인에 의해 발생하지만 그중에서 식사는 가장 중요한 요인이고, 흡연이나 운동도 원인이 된다. 동맥경화나 고혈압을 예방하고 혈액을 맑게 하는 음식을 섭취하는 것이 심장병 예방에 도움이 된다.	멜론 주스, 멜론+셀러리+파인애플 두유 바나나 두유, 솔잎즙, 알로에 두유, 토마토 주스 포도 주스, 호두 두유
암	신선한 채소와 과일에는 암을 예방하거나 암 세포의 전이를 억제하는 여러 가지 항암 성분이 많이 들어 있다. 신선한 채소와 과일을 꾸준히 섭취하고, 정기적인 검진을 받는 것이 암을 예방하는 최선의 방법이다.	검은콩 두유, 고구마 두유, 당근 두유, 밀싹즙 브로콜리 두유, 사과+양배추+케일 주스, 시금치 두유 신선초 두유, 알로에 두유, 양배추 두유 양배추+오렌지+토마토 주스, 케일 두유, 키위 두유 키위 주스, 토마토 주스, 포도 주스
위궤양 · 위장 강화	알로에에는 알로에우르싱이라는 항궤양 성분이 들어 있고, 양배추에는 위장병에 특효 성분인 비타민U가 풍부하다. 하지만 열에 약하므로 생주스로 만들어 마셔야 효과가 있다.	무+양배추 우유, 브로콜리+양배추 우유 셀러리+양배추+토마토 주스, 알로에 두유, 알로에즙, 양배추 두유, 양배추 우유, 양배추즙, 연근 두유
체력 강화	체력 강화를 위해서는 소화 흡수가 잘되고 열량이 높은 고단백 음식들을 많이 섭취해야 한다. 술이나 담배, 커피 등 위를 자극하는 식습관을 줄이는 것이 체력 강화에 도움이 된다.	당근 두유, 당근+사과+토마토 주스 당근+호박(단호박) 주스, 바나나+시금치+자몽 두유 바나나+오렌지+호박 우유, 사과+양배추+호박 두유 수삼 두유 바나나 두유, 시금치 두유, 옥수수 두유
피부 미용	피부를 윤기 있고 탱탱하게 유지하기 위해서는 비타민A · C · E가 풍부하게 함유된 채소와 과일을 많이 섭취해야 한다.	귤 두유, 귤 주스, 당근+사과+양배추 주스, 당근즙 딸기 주스, 망고 주스, 복숭아 두유, 복숭아 주스 브로콜리 두유, 사과 두유, 사과 주스, 시금치 두유 알로에 두유, 양배추 우유, 연근 두유, 오렌지 두유 오렌지 주스, 오이 두유, 청경채 두유, 청경채즙 토마토 우유, 호박(단호박) 두유

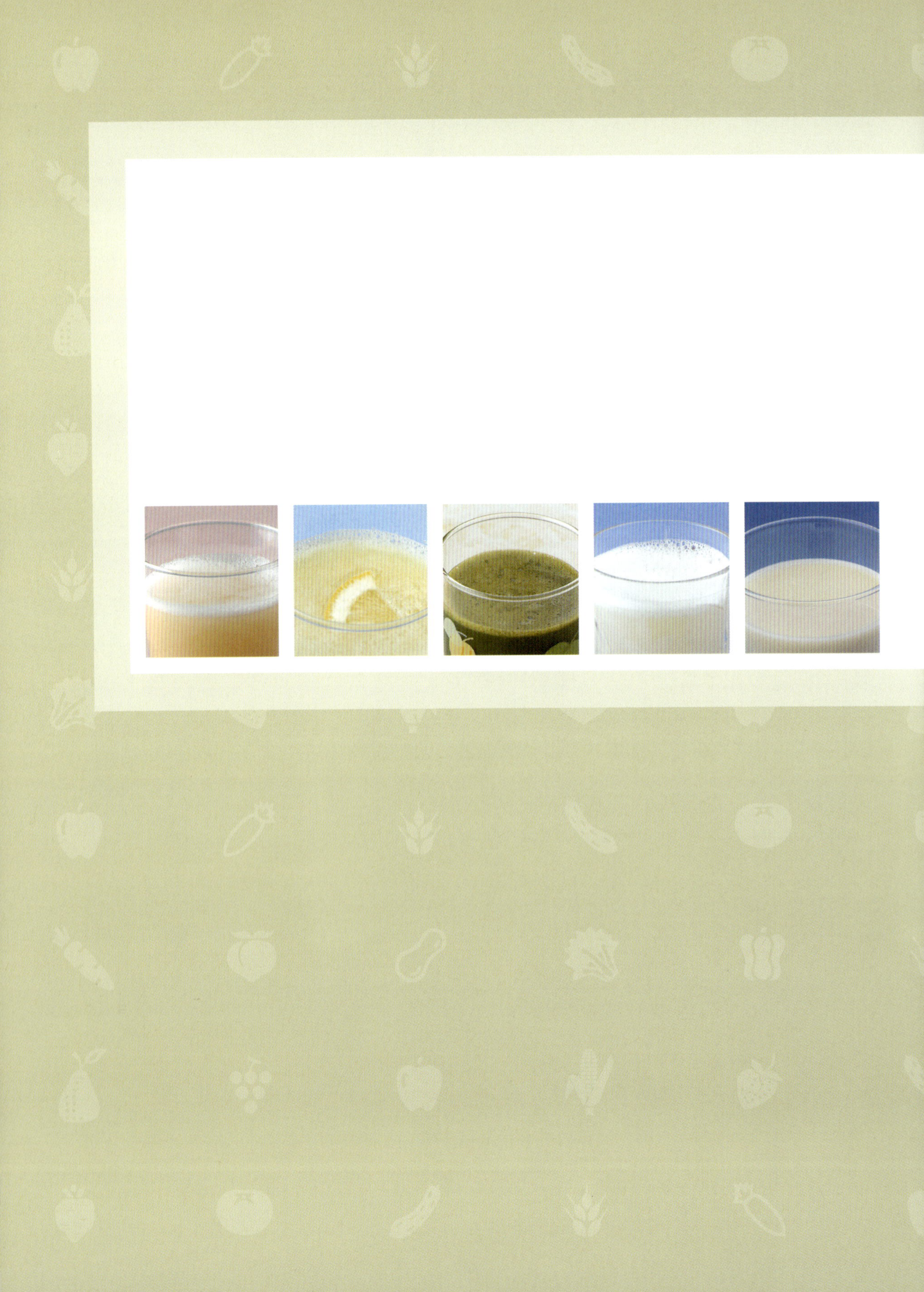

채소와 과일의
영양 성분과 효능

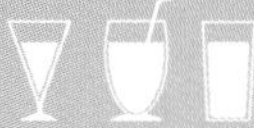

채소 · 과일의 효능 및 영양 분석표 | 증상별 효능 있는 채소 · 과일

채소 · 과일의 효능 및 영양 분석표

재료 100g당

재료명	효능	칼로리	주요 영양소
감	감기 예방, 기관지염, 동맥경화, 숙취 해소, 설사	83	칼슘 6mg, 철 3.9mg, 칼륨 379mg, 베타카로틴 2,845㎍, 비타민C 13mg
감자	해독, 정장, 정화, 고혈압, 위궤양, 십이지궤양, 비만	66	인 63mg, 철 0.6mg, 칼륨 485mg, 비타민C 36mg
고구마	변비, 생활습관병, 비만, 대장암, 두뇌 활동	128	칼슘 24mg, 인 54mg, 칼륨 429mg, 비타민C 25mg
당근	조혈, 냉증 해소, 변비, 면역력 증강, 강장, 눈의 피로, 피부 미용, 동맥경화	34	칼슘 40mg, 칼륨 395mg, 비타민A 1,270RE, 비타민C 8mg, 베타카로틴 7,620㎍
도라지	가래, 폐 기능 강화, 소염 작용, 치통 억제	96	칼슘 35mg, 인 94mg, 철 4.1mg, 칼륨 453mg, 비타민C 27mg
딸기	소화 불량, 골다공증, 기미, 주근깨, 니코틴 제거, 식욕 부진, 피로 회복	26	칼슘 13mg, 철 0.3mg, 칼륨 156mg, 비타민C 82mg, 비타민E 0.3mg
레몬	노화 방지, 고혈압, 담석 제거, 감기, 피로 회복	31	칼슘 55mg, 칼륨 120mg, 비타민C 70mg, 비타민E 0.1mg
마	고혈압, 동맥경화, 소화, 강정, 강장, 피로 회복	81	칼슘 18mg, 철 0.3mg, 칼륨 500mg, 비타민B₁ 0.1mg, 비타민C 6mg, 비타민E 1.1mg
마늘	심장 질환, 뇌혈관 질환, 강정, 혈액 순환	126	칼슘 10mg, 인 164mg, 철 1.9mg, 칼륨 664mg, 비타민C 25mg
망고	피부 미용, 소화 불량, 변비, 위장 강화	70	비타민A 40RE, 비타민C 15mg

재료명	효능	칼로리	주요 영양소
멜론	협심증, 변비, 뇌졸중, 숙취 해소, 피부 미용, 심장 강화	38	칼슘 7mg, 칼륨 374mg, 인 43mg, 비타민C 22mg
무	소화, 해독, 정장, 진해 거담, 숙취	18	칼슘 26mg, 인 23mg, 칼륨 213mg, 비타민C 15mg
미나리	고혈압, 변비, 지혈, 황달, 해독, 해열, 빈혈, 지사, 간 질환	16	칼슘 24mg, 인 45mg, 철 2mg, 칼륨 412mg, 베타카로틴 1,449㎍
바나나	위궤양, 변비, 고혈압, 이뇨	80	칼슘 4mg, 칼륨 380mg, 인 18mg, 철 0.7mg, 비타민C 10mg
배	기침, 가래, 해열, 숙취 해소, 신장, 소화	39	칼슘 2mg, 칼륨 171mg, 인 11mg, 철 0.2mg, 비타민C 4mg
복숭아	생리 불순, 변비, 피부 미용, 기침, 피로 회복	34	칼륨 133mg, 인 17mg, 비타민C 7mg
부추	보양, 부인병, 강정, 변비, 노화 방지, 설사	21	칼슘 47mg, 인 34mg, 철 2.1mg, 칼륨 446mg, 베타카로틴 3,094㎍, 비타민C 37mg
브로콜리	피부 노화, 생활습관병, 면역력, 동맥경화, 암 예방	28	칼슘 64mg, 철 1.5mg, 칼륨 307mg, 비타민A 128RE, 비타민C 98mg, 베타카로틴 766㎍
비트	혈액 정화, 결석, 간장 정화, 생리 불순	34	칼슘 7mg, 인 21mg, 철 2.2mg, 나트륨 84mg, 비타민C 23mg, 칼륨 406mg
사과	강장, 설사, 변비, 동맥경화, 피로 회복, 숙취 해소, 소화	46	칼슘 3mg, 철 0.4mg, 칼륨 39mg, 비타민C 5mg
살구	가래, 천식, 스트레스, 피로 회복	28	칼슘 5mg, 칼륨 160mg, 철 0.5mg, 비타민A 90RE, 비타민C 5mg
수박	이뇨 작용, 신장병, 피부 미용, 숙취, 부종 해소	24	칼슘 1mg, 인 12mg, 칼륨 133mg, 비타민A 143RE, 비타민C 14mg

재료명	효능	칼로리	주요 영양소
시금치	조혈, 통풍, 빈혈, 변비, 건위, 건장, 갱년기 장애	27	칼슘 43mg, 인 48mg, 철 2.5mg, 칼륨 595mg, 비타민C 66mg, 베타카로틴 2,860㎍
신선초	당뇨, 항암, 건위, 간 기능 강화, 변비	57	칼슘 235mg, 인 62mg, 철 3.2mg, 비타민A 453RE, 비타민C 71mg, 베타카로틴 2,721㎍
쑥갓	고혈압, 성인병, 설사, 강장	21	칼슘 38mg, 인 47mg, 철 2mg, 칼륨 260mg, 비타민A 626RE, 비타민C 18mg, 베타카로틴 3,755㎍
아스파라거스	신경통, 이뇨, 통풍, 고혈압, 피로 회복, 강장	12	칼슘 22mg, 칼륨 220mg, 철 0.5mg, 인 61mg, 비타민C 5mg
양배추	위궤양, 소화, 정장, 변비, 해독, 조혈, 당뇨, 비만	19	칼슘 29mg, 인25mg, 칼륨 205mg, 비타민C 36mg
양파	고혈압, 동맥경화, 피로 회복, 강장, 불면증, 뇌졸중	34	칼슘 16mg, 칼륨 144mg, 인 30mg, 철 0.4mg, 비타민C 8mg
연근	불면증, 스트레스 해소, 피로 회복, 지혈, 감기, 위 · 십이지장궤양, 숙취 해소	67	칼슘 22mg, 인 67mg, 철 0.9mg, 칼륨 377mg, 비타민C 57mg
오렌지	감기, 노화 방지, 피부 미용, 피로 회복	43	칼슘 33mg, 칼륨 126mg, 비타민C 43mg
오이	이뇨 작용, 혈압, 부종, 피부 미용, 탈모	11	칼슘 28mg, 인 77mg, 칼륨 312mg, 비타민C 9mg
옥수수	신장, 고지혈증, 노화 예방, 잇몸 질환	106	칼슘 21mg, 인 106mg, 철 1.8mg, 칼륨 314mg
자두	빈혈, 혈액 순환, 이뇨, 변비, 기침	25	칼슘 3mg, 칼륨 164mg, 인 12mg, 비타민C 5mg
참외	황달, 진해 거담, 변비, 이뇨, 천식	18	칼슘 6mg, 인 79mg, 칼륨 663mg, 비타민C 21mg

재료명	효능	칼로리	주요 영양소
케일	항궤양, 피로 회복, 조혈, 간 해독, 정장	43	칼슘 281mg, 인 45mg, 철 1.1mg, 칼륨 302mg, 비타민C 80mg, 비타민A 302RE
키위	노화 방지, 동맥경화, 감기, 강정, 변비, 암, 고혈압, 스트레스	54	칼슘 30mg, 철 0.3mg, 칼륨 271mg, 비타민C 27mg, 비타민E 1mg
토마토	고혈압, 동맥경화, 노화 방지, 심장병, 소화, 피부 미용, 빈혈, 비만, 항암	14	칼슘 9mg, 비타민A 90RE, 비타민C 11mg
파슬리	조혈 작용, 뇌졸중, 신장염, 피부 미용, 동맥경화	31	칼슘 206mg, 철 1.5mg, 인 60mg, 칼륨 680mg, 비타민A 490RE, 비타민C 139mg
파인애플	관절염, 변비, 소화 불량, 피로 회복, 요통	23	칼슘 10mg, 철 4mg, 칼륨 107mg, 비타민C 15mg, 비타민E 0.1mg
파파야	소화 불량, 설사, 위궤양, 노화 방지, 전립선	25	칼슘 24mg, 칼륨 215mg, 비타민C 16mg, 베타카로틴 55μg
파프리카	소염, 신진대사, 피로 회복, 저항력 강화, 피부 미용	20	비타민C 104mg, 칼슘 4mg, 철 1mg, 칼륨 110mg
포도	동맥경화, 피로 회복, 위장병, 심장병, 변비, 강장, 항암, 허약 체질, 간 기능 개선	59	칼슘 4mg, 칼륨 108mg, 인 29mg
피망	고혈압, 동맥경화, 감기, 변비, 면역력 강화	27	칼슘 8mg, 철 0.7mg, 칼륨 389mg, 베타카로틴 2,336μg, 비타민C 191mg
호박	부종 해소, 감기, 속쓰림, 눈의 피로, 피부 미용, 혈액 순환, 비만, 암 예방	25	칼슘 7mg, 인 32mg, 칼륨 494mg, 비타민C 15mg

증상별 효능이 있는 채소·과일

증상	효능 있는 채소·과일
간 기능 강화	돌나물, 오이, 신선초, 알로에, 토마토, 아스파라거스, 당근, 케일, 미나리
간염	미나리, 냉이, 신선초, 민들레, 케일
감기	무, 감자, 쑥, 연근, 배, 당근, 미나리, 호박, 토마토, 레몬, 오렌지, 귤, 양배추, 피망, 키위
갱년기 장애	칡, 시금치, 셀러리, 사과, 오렌지, 자몽, 키위, 호박
고혈압	아스파라거스, 알로에, 호박, 마늘, 부추, 쑥갓, 오이, 포도, 키위, 사과, 멜론, 바나나, 무, 솔잎, 셀러리, 쑥, 양파, 미나리, 냉이, 당근, 토마토, 피망, 감자, 마, 귤
관절염	무, 신선초, 검은콩, 당근, 도라지, 민들레, 냉이, 돌미나리, 토마토, 포토, 귤, 파인애플, 사과, 케일
기관지염	무, 당근, 도라지, 배, 감
뇌졸중	양파, 미나리, 감잎, 솔잎, 무, 알로에, 파슬리
당뇨	양배추, 솔잎, 신선초, 양상추, 배, 호박, 참마, 시금치, 양파
동맥경화	양파, 토마토, 솔잎, 파슬리, 포도, 피망, 마, 귤, 키위, 사과, 감, 브로콜리
두통	당근, 시금치, 알로에, 비트, 오이, 파슬리, 셀러리
변비	복숭아, 파인애플, 멜론, 키위, 칡, 사과, 감자, 알로에, 신선초, 부추, 무청, 셀러리, 미나리, 고구마, 당근, 연근, 바나나
부종 해소	감자, 호박, 오이, 미나리, 수박

증상	효능 있는 채소 · 과일
불면증	파, 양파, 부추, 연근, 당근, 셀러리, 비트, 오이, 호박, 오렌지, 쑥갓, 복숭아, 바나나, 양배추
비만	파, 솔잎, 당근, 양상추, 아스파라거스, 시금치, 오이, 토마토, 대두, 감자, 양배추
빈혈 예방	시금치, 신선초, 상추, 당근, 컴프리, 양배추, 케일, 부추, 미나리, 포도, 브로콜리
생리통	당근, 오이, 파슬리, 익모초, 쑥, 부추, 마, 마늘
설사	부추, 파파야, 쑥갓, 연근, 사과, 바나나, 당근, 감자, 감
숙취 해소	무, 칡, 생강, 매실, 멜론, 배, 감, 배추, 사과, 연근
식중독	무, 양파, 감자, 차조기, 검은콩
신경통	우엉, 양파, 솔잎, 당근, 바나나, 키위, 딸기
심장병 예방	솔잎, 양파, 당근, 알로에, 셀러리, 토마토, 멜론
위 십이지장 궤양	양배추, 알로에, 감자, 토마토, 부추, 바나나, 연근
위장 강화	무, 감자, 알로에, 양배추, 토마토, 당근, 부추, 솔잎, 키위, 사과, 파인애플, 귤, 레몬, 오렌지, 민들레
피로 회복	무, 양파, 연근, 부추, 시금치, 케일, 피망, 셀러리, 레몬, 포도, 오렌지, 멜론, 사과, 귤, 파인애플, 마
피부 미용	당근, 오이, 망고, 알로에, 양파, 토마토, 레몬, 브로콜리, 피망, 호박, 케일, 오렌지, 딸기, 수박, 귤, 멜론, 파프리카
협심증	시금치, 당근, 오이, 비트, 양파, 셀러리, 토마토, 선인장, 솔잎, 멜론

감수 | 백남선

건국대학교병원장.
대한임상암예방학회 회장, 대한암학회 부회장, 대한암협회 부회장, 자선단체 Philos 회장,
한국백혈병소아암협회 이사, 한국원자력학회 평의원, 한국유방건강재단 상임이사,
대한영양의학회 평의원, 아시아유방암학회 이사, 서울대학교 병원 외과 초빙 교수,
대한노인병학회 평의원, 한국비타민정보센터 자문위원장, 유럽암학회 회원, 일본암치료학회
회원, 일본암학회 회원……
저서로 《암의 모든 것》《암 예방의 길잡이》《민족대백과사전》(암 부분), 《화학적 암 예방》《암,
알아야 이긴다》《알기 쉬운 암 의학》(공저), 감수서로 《식탁 위에 숨겨진 항암식품 54가지》
《우리 몸을 살리는 건강 주스》《항암 치료를 통한 암의 치유》등 여러 권이 있다.

감수 | 유태종

건양대학교 석좌교수, 한국식품영양학회 명예회장.
서울대학교 농화학과 졸업, 고려대학교 식품공학과 교수, 독일 마인츠 대학 교환 교수,
보건사회부 식품위생 심의 위원, 국방부 정책자문 위원, 농림부 전통가공식품 심의위원,
한국산업규격식품부회 위원장, 식생활 개선 국민운동본부 부회장, 건양대학교 식문화연구소장,
곡천건강장수연구소장…(이하 경력 생략)
저서로 《음식족보》《음식궁합2》《음식궁합2》《식품동의보감》《아이들 두뇌는 식탁이 결정한다》
《우리 몸에 좋은 인삼과 홍삼》《수험생 밥상을 다시 차리자》《유태종 박사의 건강 장수법》등
여러 권이 있다.

감수 | 김재관

하나한방병원장.
경희대 한의과대학 졸업, 경희대학교 한의과대학원 석 · 박사, 한방 항산화연구회 회장,
(주)한방항산화 연구소 대표, 3n1한의원 네트워크 대표, 경원대 한의학과 진단학 겸임교수,
대한메디컬스파연합회 사무총장, 대한암보완대체의학회 총무이사, 대한 발효한약학회 이사.

새로운 개념의 주스 혁명
소이주스

초판 1쇄 인쇄 | 2007년 7월 10일
초판 6쇄 발행 | 2009년 8월 20일

지은이 | 편집부
감수자 | 백남선 · 유태종 · 김재관
펴낸이 | 양동현
펴낸곳 | 도서출판 아카데미북

출판등록 | 제13-493호
주소 | 서울 성북구 동소문동4가 124-2
대표전화 | 02) 927-2345 팩시밀리 | 02) 927-3199
이메일 | academy@academy-book.co.kr

ISBN 978-89-5681-069-0 / 13570

잘못 만들어진 책은 구입한 곳에서 바꾸어 드립니다.

www.academy-book.co.kr

이 책에 실린 레시피를 만드는 데 협조해 주신 휴롬(02-702-1409),
동아산업(주)(고객센터 1544-7011), 금아가전(주)(055-343-7254)에 감사드립니다.